Birgit Adam · Natascha Becker

Gesund mit Chili *und* Pfeffer

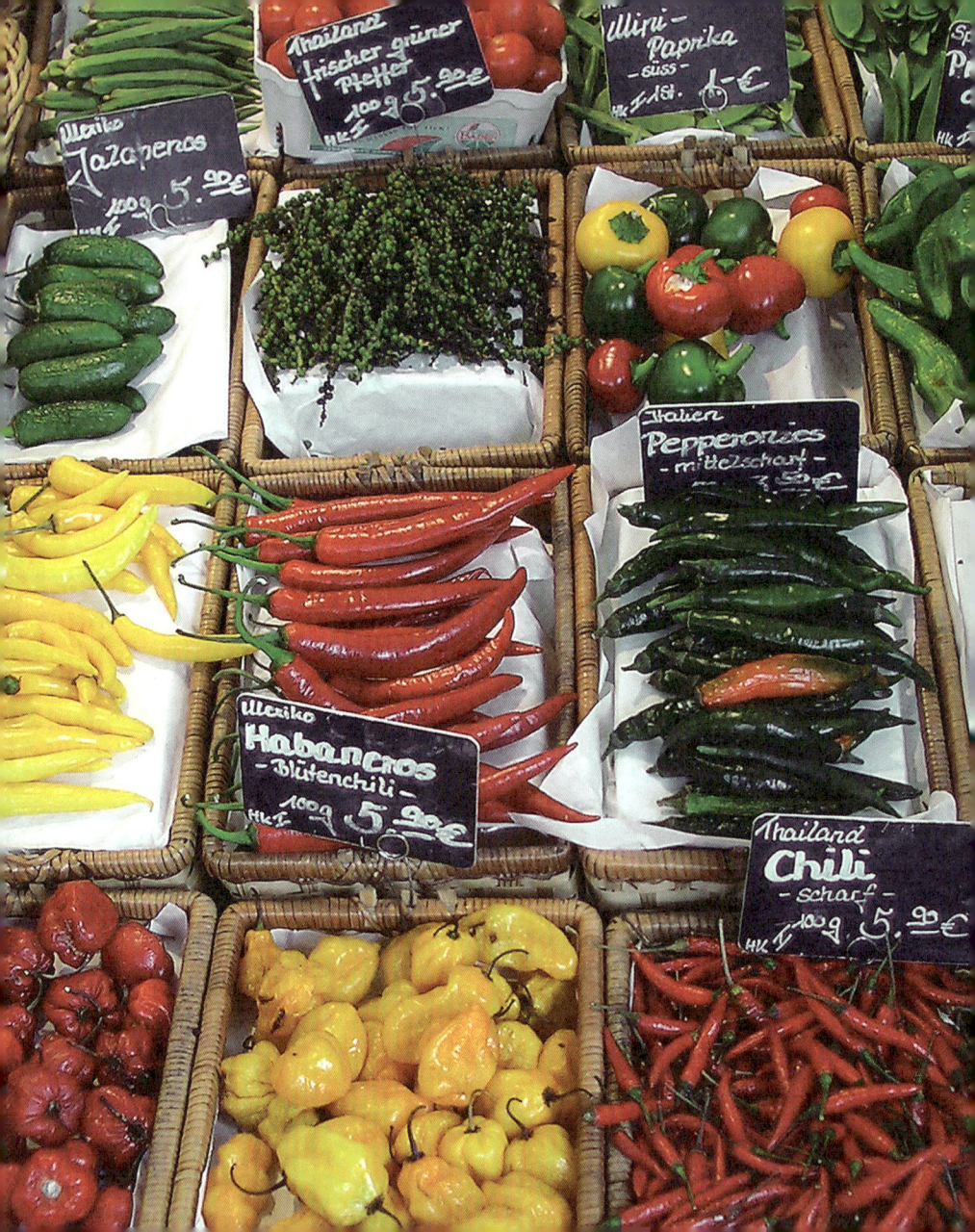

Birgit Adam · Natascha Becker

Gesund mit
Chili *und*
Pfeffer

- Immunstärkend
- Energetisierend
- Anwendungen von A bis Z
- Mit mild-scharfen Kochrezepten
  für eine gesunde Küche

HERBiG *Hausapotheke*

Besuchen Sie uns im Internet unter:
www.herbig-verlag.de

© 2009 by F. A. Herbig Verlagsbuchhandlung GmbH, München
Alle Rechte vorbehalten
Umschlaggestaltung: Wolfgang Heinzel
Umschlagbild: stockfood
Lektorat und Bildredaktion: Gabriele Berding
Satz: Birgit Veits
Gesetzt aus der 9,5/13,5 Utopia
Druck und Binden: OAN Offizin Andersen Nexö Leipzig
Printed in Germany
ISBN: 978-3-7766-2622-3

Inhalt

Krankheiten und Symptome, die sich mit Chili und Pfeffer positiv beeinflussen oder heilen lassen

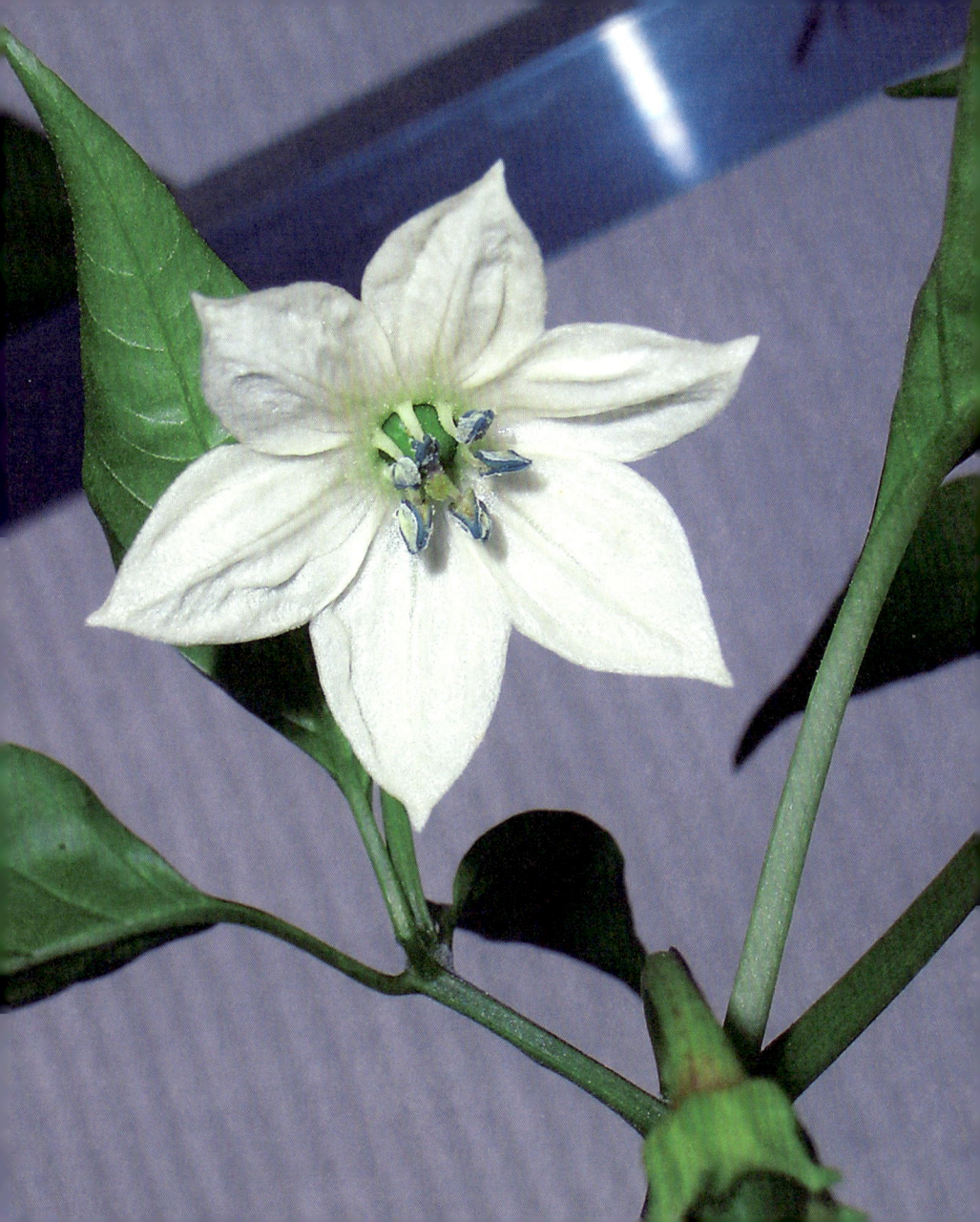

Vorwort

Chili und Pfeffer sind auch aus deutschen Kochtöpfen nicht mehr wegzudenken. Sie verleihen unseren Speisen Schärfe und Würze – das wissen mittlerweile nicht mehr nur die Anhänger der thailändischen und mexikanischen Küche zu schätzen. Doch die interessante Geschmacksnote, die Chili und Pfeffer unseren Speisen verleihen, ist nicht ihr einziger Vorteil: Die beiden Scharfmacher fördern außerdem unsere Gesundheit und zeigen bei vielen Beschwerden auch eine heilende Wirkung.

In diesem Buch erfahren Sie nun alles Wissenswerte über die scharfen Köstlichkeiten. Warum sind Chili und Pfeffer so gesund? Gegen welche Beschwerden kann man sie gezielt einsetzen? Wie kann man mithilfe von scharfen Speisen abnehmen? Und wie schmecken die Scharfmacher am besten?

Extrakte aus Chili und Pfeffer können auch sehr gut äußerlich angewendet werden, doch sind hier in erster Linie die käuflichen Produkte empfehlenswert, um die Gefahr der Über- bzw. Unterdosierung so gering wie möglich zu halten. Daher liegt der Schwerpunkt des Buches auf der inneren Anwendung, also auf Rezepten und Tipps rund um die Verarbeitung von Chili und Pfeffer. Die Heil- und Küchenrezepte lassen sich leicht anwenden und nachkochen – worauf warten Sie also noch?

Viel Spaß mit den Tipps und Rezepten in diesem Buch wünschen Ihnen

Chiliblüte

Chilis – feurige Exoten

Chilis, Paprika, Peperoni – die scharfen Köstlichkeiten haben eine ganze Reihe von Namen. Heute sind sie auch aus europäischen Kochtöpfen kaum mehr wegzudenken, doch das war nicht immer so. Chilis mussten erst eine weite Reise von ihrer mittel- und südamerikanischen Heimat hinter sich bringen, bevor sie ihren Siegeszug durch Europa antreten konnten.

Wo Chilis herkommen

Schon vor mehr als 8000 Jahren vor unserer Zeitrechnung benutzten die Ureinwohner Mexikos Chilis als Gemüse und Gewürz. Ob es sich dabei noch um die Wildformen dieser Pflanzen handelte oder ob die Chilis gezielt gezüchtet wurden, ist allerdings umstritten. Eines steht jedoch fest: Schon lange vor der Entdeckung Amerikas durch die Europäer wurden Chilis in Mittel- und Südamerika angebaut und von Inkas, Maya und Azteken in der Küche verwendet, um ihren Speisen Würze zu verleihen. Und noch etwas hatten die Ureinwohner Mittelamerikas früh erkannt: Die Früchte verhinderten irgendwie, dass Fleisch und Fisch allzu schnell verdarben – sehr wichtig zu einer Zeit, in der es noch keine Kühlschränke gab. Heute wissen wir, dass Chili ein Antioxidant ist und so Speisen länger haltbar macht.

Als Christoph Kolumbus 1492 in Amerika landete, hatte er auf seiner

Rückreise auch Chilis der heute als *Capsicum annuum* bekannten Art im Gepäck und brachte sie in seine spanische Heimat. Da das eigentliche Ziel seiner Reise gewesen war, einen neuen Seeweg nach Indien zu finden, und er bis zu seinem Tod glaubte, tatsächlich in Indien gewesen zu sein, nannte er die scharfen Köstlichkeiten fälschlicherweise »Pimienta«, was auf Spanisch Pfeffer bedeutet. Schließlich war Indien die Heimat des Pfeffers und Kolumbus glaubte, einen Verwandten dieses kostbaren Gewürzes im Gepäck zu haben. Zunächst wurde die neue Frucht kaum beachtet, doch zwei Jahre später beschrieb der Arzt Diego Alvarez Chanca, der an Kolumbus' Reise teilgenommen hatte, diese Gattung erstmals mit dem Namen *Capsicum*.

Anfang des 16. Jahrhunderts begann man die Pflanzen im sonnigen Klima Spaniens und Portugals anzubauen. Auch die Wirkung von Chilis als Arzneimittel, zum Beispiel gegen Erkältungskrankheiten und Rheuma, erkannte man zu dieser Zeit.

Der erste Deutsche, der sich mit der neuen Frucht beschäftigte, war der Arzt und Botaniker Leonhart Fuchs (1501–1566). Er untersuchte die Pflanzengruppe, fertigte genaue Skizzen an und unterschied vorerst drei Sorten. Doch auch Fuchs nannte die Pflanzen »Indianischer Pfeffer« – man glaubte also nach wie vor, dass die Chilis eigentlich aus Indien stammten. Auch andere Europäer interessierten sich für die scharfen Früchte, die sich in den kommenden Jahrzehnten immer weiter verbreiteten – auch ins östliche Europa. So wurde in Ungarn die Gewürzpaprika früher als preiswerter Pfefferersatz verwendet – und auch heute noch sind Paprika aus der ungarischen Küche nicht wegzudenken.

Wichtig für die Unterscheidung der einzelnen Sorten war der schwedische Botaniker Carl von Linné (1707–1787). Ihm verdanken wir die in der Biologie noch heute verwendete Nomenklatur, die zunächst den lateinischen Namen der Gattung, dann den der Art nennt. Diese neue Systematik wandte Linné auch auf die Chilis an und unterschied 1753 die Arten *annuum* und *frutescens* und ordnete sie der Gattung *Capsicum* zu. Später ergänzte er *Capsicum baccatum*.

1768 erwähnte der Engländer Philip Miller erstmals in *A Gardener's Dictionary* die Art *Capsicum angulofum*, die dann acht Jahre später von dem holländischen Physiker Nikolaus von Jacquin in *Capsicum chinense* umbenannt wurde. Warum er diese Art nach dem Land China benannte, ist unklar, denn die Frucht stammt ursprünglich aus Südamerika. 1797 wurde schließlich auch die letzte domestizierte Art, *Capsicum pubescens*, benannt.

Die Neuzugänge aus Mittel- und Südamerika unterscheiden sich allerdings nicht nur in ihrem Wuchs und der Farbe ihrer Früchte, sondern auch in ihrem Schärfegrad. Manche Früchte sind verhältnismäßig mild, bei anderen wiederum glaubt man, der ganze Mund stehe in Flammen. Um hier eine genaue Einteilung vornehmen zu können, wurde Anfang des 20. Jahrhunderts die Festlegung der Scoville-Schärfeeinheiten vorgenommen, ebenso beginnen Veredelung und Einordnung in die botanische Systematik.

Auch die medizinische Forschung hat eine ihrer großen Entdeckungen den Chilis zu verdanken: Dem ungarischen Arzt Albert Szent-Györgyi gelang es, aus Paprikaschoten eine chemische Verbindung zu gewinnen, die gesundheitsfördernde Wirkungen besaß und verhinderte, dass Seeleute auf ihren langen Reisen an Skorbut erkrankten: die Ascorbinsäure, heute besser bekannt als Vitamin C. Für diese Entdeckung wurde Szent-Györgyi 1937 mit dem Nobelpreis für Medizin und Physiologie ausgezeichnet. Heute wissen wir auch, dass Paprika viel mehr Vitamin C enthalten als beispielsweise Zitrusfrüchte.

Die Angaben über die Zahl der heute existierenden Sorten und Varietäten gehen weit auseinander. Zur Orientierung: In Mexiko ist die Zahl der dort heimischen, traditionellen Sorten mit 30 bis 40 angegeben. Insgesamt soll es im Jahr 2000 ca. 1.600 Varietäten gegeben haben, davon 200 im kommerziellen Anbau.

Dass diese Pflanzen heute im großen Stil angebaut werden, haben sie auch der Tatsache zu verdanken, dass sie fast überall gedeihen, solange es nur warm genug ist. So zieht sich ein Chili-Gürtel über die ganze Welt – von Mittel- und Südamerika über die USA nach Afrika und Südeuropa und von dort aus weiter in asiatische Länder.

Welche Sorten gibt es?

Dass Chili nicht gleich Chili ist, haben die Naturwissenschaftler schon früh erkannt. Und dass eine ganze Menge verschiedener Sorten in aller Herren Länder angebaut werden, haben wir ebenfalls schon gesehen. Nun ist es Zeit, etwas Ordnung in das Gewirr der Begriffe und Sorten zu bringen. Was ist der Unterschied zwischen Chili und Peperoni? Was sind die wichtigsten Sorten? Und welche Sorte kann man essen, ohne Angst vor Verbrennungen im Mundbereich zu haben?

Verwirrende Bezeichnungen

Ob Paprika, Chili, Pfefferoni oder Peperoni – diese Früchte haben etwas gemeinsam: Bei ihnen handelt es sich um Schoten (streng botanisch gesehen eigentlich um Beeren), die es in verschiedenen Farben gibt und die mal mehr, mal weniger scharf sind. Doch wie ist dieses Gewirr an verschiedenen Bezeichnungen entstanden? Und worin bestehen die Unterschiede?

Zuallererst sind all diese Früchte tatsächlich miteinander verwandt, denn sie gehören zur botanischen Gattung *Capsicum.* Im allgemeinen Sprachgebrauch wird aber trotzdem eine scharfe Trennung zwischen Paprika und Chili vorgenommen.

Beginnen wir zunächst mit der Paprika: Der Name Paprika stammt aus dem Ungarischen und ist als Oberbegriff für eine ganze Reihe von Früchten anzusehen. Meist wird er für die milderen Varianten der Frucht verwendet. Mit den Begriffen Gewürzpaprika, Peperoni (in Österreich auch Pfefferoni) oder Peperoncini werden dagegen bestimmte Gruppen von Paprika bezeichnet. Aber auch Bezeichnungen wie Cayennepfeffer, Spanischer Pfeffer oder Roter Pfeffer sind nach wie vor gebräuchlich und verweisen auf die historische Verbindung mit dem Pfefferhandel.

Der Begriff »Chili« ist noch irreführender, denn obwohl er eigentlich nur die Frucht bezeichnet, wird er in Deutschland auch für ein Gericht, in dem die Früchte verwendet werden (»Chili con Carne«), gebraucht. Er stammt aus der Nahuatl-Sprachfamilie, die von aztekischen Ureinwohnern in Mexiko gesprochen wurde, und taucht im deutschen Sprachraum in verschiedenen Schreibweisen auf, zum Beispiel auch Chilli, Chilie oder Chillie. Laut Duden ist aber nur die Schreibweise Chili korrekt.

Üblicherweise wird der Begriff Chili in der deutschen Sprache für die schärferen Vertreter der Gattung *Capsicum* verwendet.

Domestizierte Arten

Die Gattung *Capsicum* umfasst heute 34 Arten, doch es gibt immer noch Neuentdeckungen. Diese 34 Arten werden wiederum in zahlreiche Sorten und Varietäten unterteilt, sodass man schließlich auf bis zu 1600 verschiedene Chili-Varietäten kommt. Domestiziert sind heute fünf Arten.

- Die erste und weltweit bedeutendste von diesen ist *Capsicum annuum*, zu der fast alle Sorten gehören, die man bei uns in Geschäften und auf Märkten kaufen kann, also zum Beispiel die Gemüsepaprika, italienische Peperone oder Cayenne. *Annuum* bedeutet zwar eigentlich einjährig, doch können diese Pflanzen durchaus auch mehrjährig sein, wenn sie im Winter vor Frost geschützt werden. Botaniker teilen die unterschiedlichen Sorten der *Capsicum annuum* wiederum in fünf Gruppen ein. Dies sind *cerasiforme* (kirschförmig), *conioides* (zapfenförmig), *fasciculatum* (zapfenförmig und rot), *grossum* (groß und süß) sowie *longum* (lang).
- Die Pflanzen, die zur Art *Capsicum baccatum* gehören, können Temperaturen von bis zu 0 °C aushalten. Dazu gehören zum Beispiel die »Ají«, die in den südamerikanischen Anden zu Hause sind, und die Glockenchilis. *Baccatum* bedeutet beerenähnlich, doch manche Sorten haben auch längliche Schoten. Die Früchte dieser Pflanzen sind zum Teil sehr scharf.
- Die Bezeichnung *Capsicum chinense* ist irreführend, denn die Früchte, die zu dieser Art gehören, stammen nicht etwa aus Asien,

sondern vielmehr aus Mittel- und Südamerika bzw. der Karibik. Vertreter dieser Art sind unter anderem extrem scharfe Chilis wie »Habanero«, »Datil« und »Scotch Bonnet«.

- Viele sehr scharfe Chilis gehören zur Art *Capsicum frutescens,* darunter zum Beispiel auch »Tabasco« und »Malagueta«. Sie werden überwiegend in Mexiko, Afrika, Indien, Japan und China angebaut. *Frutescens* bedeutet strauchartig und beschreibt den Wuchs der Pflanzen.
- *Capsicum pubescens* gilt als einzige der fünf kultivierten Arten als frosthart und kann – zumindest in ihrer südamerikanischen Heimat – Temperaturen bis –5 °C ertragen. Ihre Samen sind schwarz, ihre Früchte zum Teil sehr scharf. Bekannte Vertreterinnen dieser Art sind »Rocoto« oder »Manzano«. *Pubescens* bedeutet behaart, denn die Blätter dieser Art tragen Haare.

Falls Sie diese Einteilung nicht ganz so leicht verständlich finden, brauchen Sie sich keine Sorgen zu machen: Auch bei Botanikern herrscht manchmal Unklarheit, welche Sorten nun zu welchen Arten gehören und wie sich die Arten voneinander abgrenzen.

Die wilden Arten

Neben diesen fünf kultivierten Arten gibt es derzeit 29 wilde Arten von Chilis, die in Mittel- und Südamerika zu Hause sind. Diese sind:

- *Capsicum caballeroi* (Bolivien)
- *Capsicum campylopodium* (Süd-Brasilien)
- *Capsicum cardenasii* (Bolivien)
- *Capsicum ceratocalyx* (Bolivien)

Chilis gibt es in den unterschiedlichsten Farben und Formen.

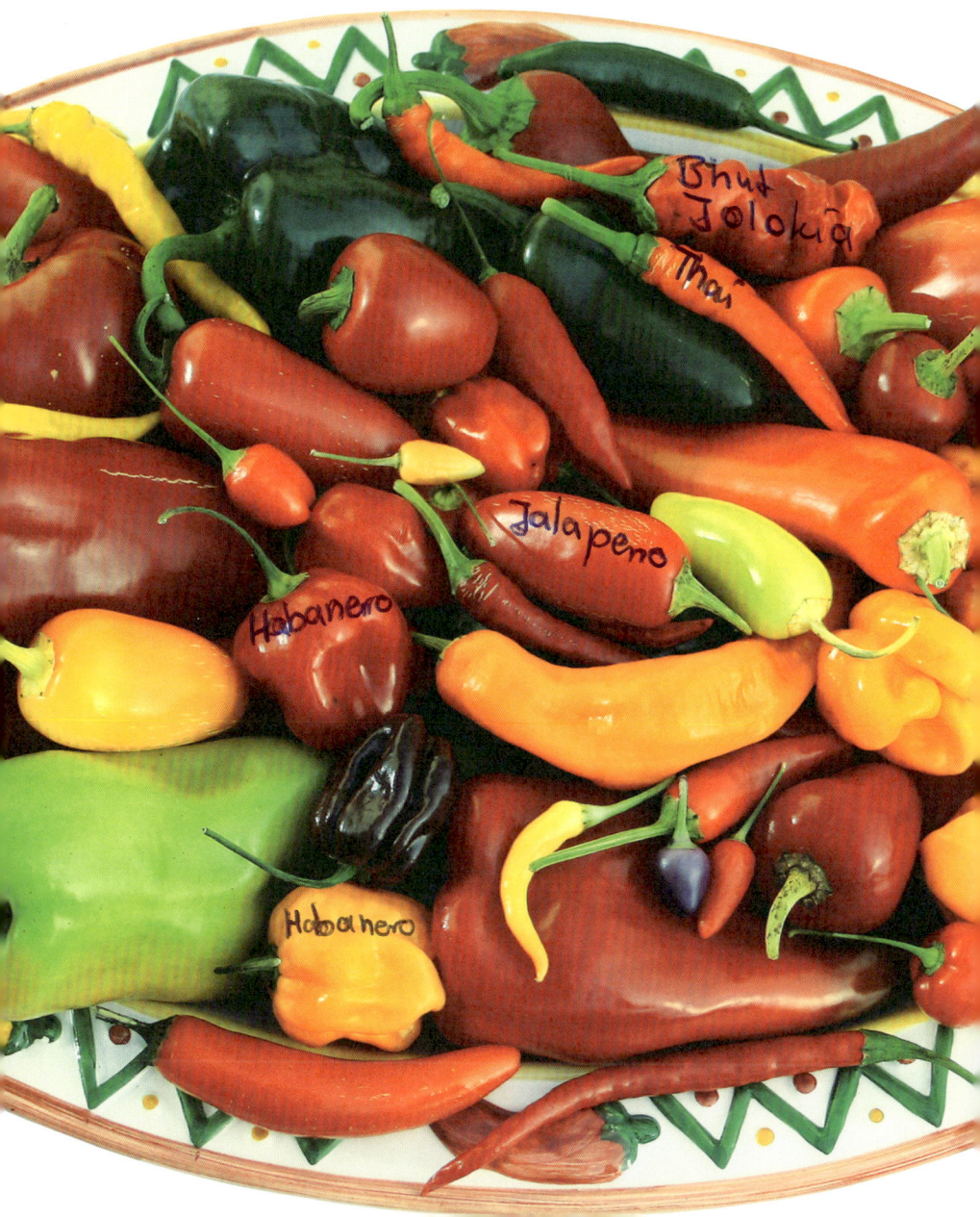

- *Capsicum chacoense* (Argentinien, Bolivien, Paraguay)
- *Capsicum coccineum* (Bolivien, Peru)
- *Capsicum cornutum* (Süd-Brasilien)
- *Capsicum dimorphum* (Kolumbien, Ecuador)
- *Capsicum dusenii* (Südost-Brasilien)
- *Capsicum eximium* (Argentinien, Bolivien)
- *Capsicum flexuosum* (Brasilien, Paraguay, Nordost-Argentinien)
- *Capsicum friburgense* (Brasilien)
- *Capsicum galapagoense* (Galapagos-Inseln)
- *Capsicum geminifolium* (Kolumbien, Ecuador, Peru)
- *Capsicum hookerianum* (Ecuador, Peru)
- *Capsicum hunzikerianum* (Brasilien)
- *Capsicum lanceolatum* (Mexiko, Guatemala)
- *Capsicum leptopodum* (Brasilien)
- *Capsicum minutiflorum* (Argentinien, Bolivien, Paraguay)
- *Capsicum mirabile* (Süd-Brasilien)
- *Capsicum parvifolium* (Kolumbien, Nordost-Brasilien, Venezuela)
- *Capsicum pereirae* (Brasilien)
- *Capsicum praetermissum* (Süd-Brasilien, Paraguay)
- *Capsicum recurvatum* (Brasilien)
- *Capsicum rhomboideum* (Mexiko, Guatemala, Honduras, Kolumbien, Venezuela, Ecuador, Peru)
- *Capsicum schottianum* (Argentinien, Süd-Brasilien, Südost-Paraguay)
- *Capsicum scolnikianum* (Peru, Ecuador)
- *Capsicum tovarii* (Peru)
- *Capsicum villosum* (Süd-Brasilien)

Diese Liste erhebt allerdings keinen Anspruch auf Vollständigkeit, denn es werden noch immer neue Arten von Chilis entdeckt, andere wiederum werden aus der Liste entfernt. Auch die Wissenschaftler sind sich hier manchmal nicht ganz einig.

Wichtigste Chiliarten in Mitteleuropa

Dieser Überblick über die verschiedenen Arten von Chilis ist zwar wichtig, wenn man sich in der Welt der scharfen Exoten zurechtfinden will, doch vor der Gemüsetheke des Supermarkts nützen die lateinischen Bezeichnungen nicht viel, denn dort findet man ganz andere Namen. Was sind nun die wichtigsten Chilis, die in Mitteleuropa immer öfter in den Kochtöpfen landen?

- »Ají«: Diese Chilis gehören zu den Arten *Capsicum baccatum* und *Capsicum chinense* und stammen aus Südamerika. Ihr Schärfegrad liegt bei 6 bis 8.
- »Anaheim« (auch: »California«, »New Mexican«): Diese Chilis stammen aus dem amerikanischen Bundesstaat New Mexico und sind mit einem Schärfegrad von 2 bis 3 relativ wenig scharf. Getrocknet werden sie als »Pasado« verkauft.
- »Cayenne«: »Cayenne« wird schon seit langer Zeit in Mexiko angebaut und gehört mit einem Schärfegrad von 8 zu den schärferen Chilis. Uns ist »Cayenne« hauptsächlich in getrocknetem Zustand bekannt: als Cayennepfeffer, der durch Mahlen aus getrockneten Schoten hergestellt wird und in aller Welt gerne zum Würzen von Suppen, Saucen und Meeresfrüchten verwendet wird.
- »Dutch Red« (auch »Holland-Chili«): Diese roten Chilischoten fin-

det man häufig frisch im Handel. Wie ihr Name sagt, stammen sie aus Holland. Mit einem Schärfegrad von 6 sind sie mittelscharf und können in einer Vielzahl verschiedener Gerichte verwendet werden.

- »Gemüsepaprika«: Mit diesem Begriff werden Paprika bezeichnet, die nur wenig Capsaicin enthalten und daher sehr mild sind. Die Frucht, an die wir denken, wenn wir das Wort »Paprika« hören, ist eigentlich eine Blockpaprika. Es gibt sie in den Farben Grün, Rot, Gelb und Orange und sie hat die bekannten Hohlräume in ihrem Inneren.

- »Habanero«: Achtung – diese Chilis gehören zu den schärfsten Vertretern dieser Gattung überhaupt und haben einen Schärfegrad von 10 und mehr. Sie stammen aus Mexiko und Kuba und werden gerne für Salsas und Meeresfrüchte verwendet.

- »Jalapeño«: Ursprünglich stammen diese Chilis zwar aus Mexiko, doch mittlerweile sind sie auch in den USA sehr beliebt. Sie haben einen Schärfegrad von 5 bis 7 und werden vor allem für Saucen, Suppen und Salate verwendet. Unreif sind die Früchte grün, später werden sie leuchtend rot.

- »Peperoni«, »Peperoncini«: Diese beiden Früchte stammen aus Italien und sind mit einem Schärfegrad von 1 bis 2 relativ mild. Die Abgrenzung ist nicht ganz eindeutig – nicht einmal die Italiener sind sich einig, ob nun »Peperoni« oder »Peperoncini« schärfer sind.

- »Piri-Piri« (auch »Pili-Pili«): Diese Chilis stammen aus Afrika und Portugal und haben einen Schärfegrad von 7 bis 9.

- »Poblano«: Diese Mexikaner sind mit einem Schärfegrad von 4 bis 5 mittelscharf und eignen sich für Suppen, Saucen und Reisgerichte sowie als Füllung. In der Türkei heißen sie »Dolmalik«, getrocknet werden sie unter dem Namen »Ancho« verkauft.

- »Scotch Bonnet«: Trotz ihres schottischen Namens stammen diese feurigen Exoten aus der Karibik und sind mit einem Schärfegrad von 10 sehr scharf. Sie werden in Saucen, Salsas und Reisgerichten verwendet.
- »Tabasco«: Ursprünglich stammen diese Chilis aus Mexiko, heute werden sie jedoch vor allem im amerikanischen Bundesstaat Louisiana angebaut und sind Bestandteil der bekannten Tabascosauce. Ihr Schärfegrad liegt bei 4 bis 5.
- »Thai-Chilis«: Hier ist der Name ausnahmsweise einmal nicht irreführend, denn diese kleinen, spitz zulaufenden Früchte stammen tatsächlich aus Thailand. Sie werden vor allem in asiatischen Gerichten verwendet, aber auch in verschiedenen scharfen Saucen. Ihr Schärfegrad liegt bei 8 bis 9.

Wie erkennt man den Schärfegrad?

Scharf, schärfer, am schärfsten: Der Schärfegrad von Chilis wird in sogenannten Scoville-Einheiten gemessen. Dieses System zur Bestimmung der Schärfe von Früchten der Paprikapflanze wurde 1912 von dem amerikanischen Pharmakologen Wilbur L. Scoville (1865–1942) entwickelt. Ursprünglich erstellte Scoville seine Skala anhand von Verkostungen, bei denen die Probanden immer weiter verdünnte Chili-Lösungen bekamen, bis schließlich keine Schärfe mehr messbar war. Heute kann man den Schärfegrad jedoch mit einem technischen Verfahren namens Hochleistungsflüssigchromatografie objektiv messen. Wie scharf eine Paprika oder Chili ist, hängt davon ab, wie viel Capsaicin in ihr enthalten ist. Die Skala wird dabei in Stufen von 0 (0 Scoville-Einheiten) bis 10 (bis zu 500 000 Scoville-Einheiten) eingeteilt. Es gibt allerdings auch noch Werte, die darüber liegen: Ein im Handel erhältliches Pfefferspray misst zwei Millionen Scoville-Einheiten, reines Capsaicin sogar 15 bis 16 Millionen Scoville-Einheiten. Dafür gibt es jedoch keinen eigenen Messwert mehr auf der Skala – er liegt ganz einfach weit über 10.

Scoville-Einheiten	Chili-Sorte	Schärfegrad	Schärfe-empfinden
	Trinidad Scorpion „Butch T"		
über 850 000	Naga/Jolokia	mehr als 10	mega-scharf
100 000 – 500 000	Habanero, Scotch Bonnet, Datil, Birdeye	10	super-scharf
30 000 – 100 000	Thai-Chilis, lange dünne Cayenne	8 – 9	extrem scharf
5 000 – 30 000	Jalapeño, Ají Amarillo, Holland-Chilis	6 – 7	sehr scharf
ca. 2 000 – 5 000	Poblano/Ancho	4 – 5	scharf
ca. 1 000	Anaheim, New Mexican	2 – 3	mittelscharf
ca. 10 – 100	Peperoni, Peperoncini	1	mild bis mittelscharf
0	Gemüsepaprika, Tomatenpaprika	0	mild

Bunter Chili-Mix aus dem Supermarkt – Santa Fe, Jalapeños, Scotch Bonnet, Habanero – mit Informationen zu den Schärfegraden

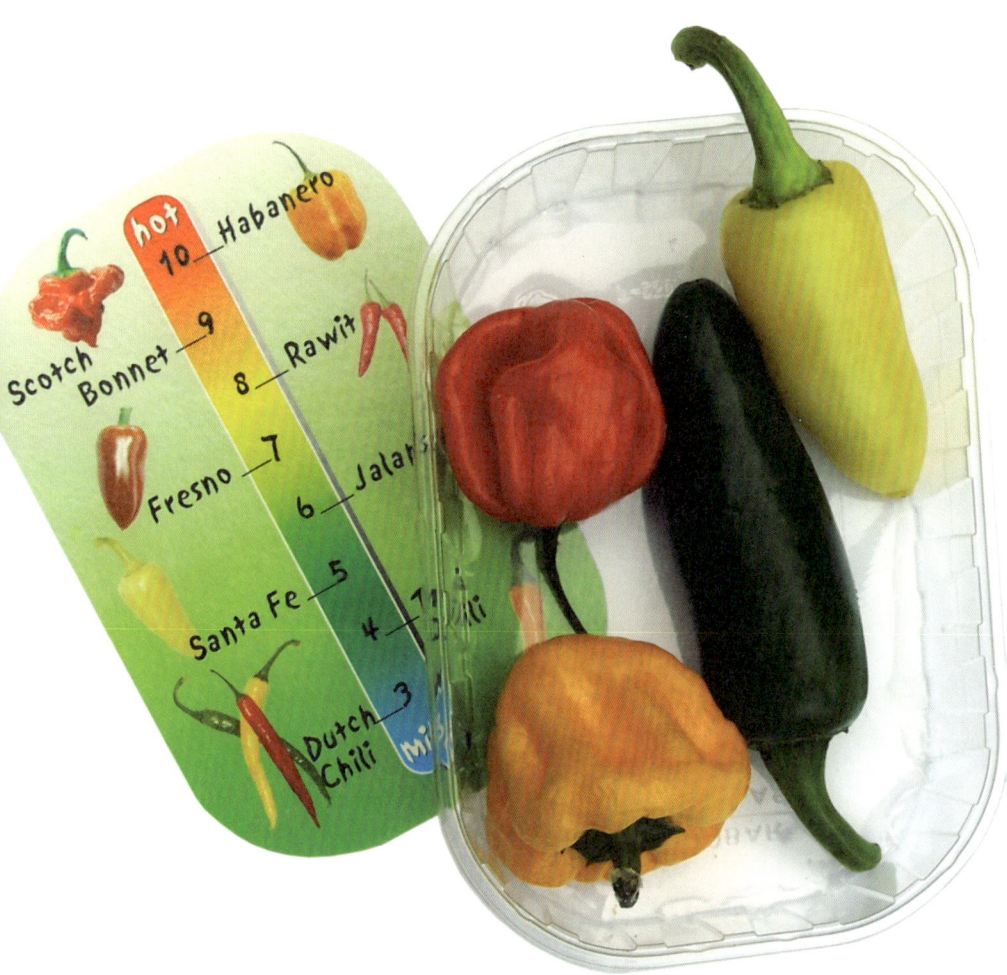

Übrigens: Wie scharf Chilis sind, hängt nicht von der Farbe ab, sondern von der Sorte. Grüne Chilis können genauso scharf sein wie gelbe oder rote. Außerdem kommt es bei den Chilis auf die Größte an: Je kleiner die Frucht, desto schärfer ist sie.

Chilis selber ziehen

Warum eigentlich immer Chilis und Paprika kaufen? Wer die feurigen Exoten wirklich liebt und häufig in der Küche verwendet (und noch dazu einen grünen Daumen hat), kann sie natürlich auch selbst im Garten oder auf dem Balkon anbauen. Was Sie dabei beachten sollten, erfahren Sie in den folgenden Abschnitten.

Die Chilipflanzen

Chilipflanzen gehören wie Tabak, Tomaten oder Kartoffeln zu den Nachtschattengewächsen. Die Vielfalt der Sorten innerhalb der Gattung *Capsicum* spiegelt sich auch im Aussehen der Pflanzen wieder. Die meisten von ihnen erreichen eine Wuchshöhe von ca. 150 cm, doch gibt es sowohl größere Arten und Sorten als auch bodendeckende Pflanzen. Zunächst bildet sich ein Haupttrieb, der sich nach frühestens drei Monaten verzweigt. In diesen Verzweigungen bilden sich dann Blütenansätze aus. Die Blüten sind meist weiß, können aber auch grünlich oder violett sein. Sie stehen an einem zwei bis fünf Zentimeter langen Stiel und haben einen glockenförmigen Kelch. Die Blätter der Chilipflanzen sind oval und können bis zu 30 Zentimeter lang werden.

Die Frucht der Chilis wird – egal, ob es sich um Paprika oder Chilis handelt – im Volksmund als Schote bezeichnet, doch genau genommen handelt es sich dabei um eine Beere. Häufig wird das Innere der Frucht von Scheidewänden, auf denen auch die Samen sitzen, in verschiedene, aber nicht vollständig voneinander getrennte Kammern unterteilt. Äußerlich unterscheiden sich die Früchte der verschiedenen Arten und Sorten sehr stark voneinander, sie variieren in ihrer Form und ihrer Farbe. So gibt es zylindrische, kugelige oder längliche Früchte, manche sind stark zugespitzt, andere wiederum haben abgerundete Spitzen. Die reifen Früchte können gelb, orange, rot, braun oder auch weiß sein; grüne, schwarze oder violette Früchte sind allerdings immer unreif. Manche Sorten wechseln auch ihre Farbe, je nachdem, in welchem Reifestadium sie sich gerade befinden: Sie sind zum Beispiel zunächst grün, dann gelb und schließlich rot, wenn sie ihren vollen Reifegrad erreicht haben.

Das Saatgut
Chilis werden aus Samen gezogen. Diese können Sie entweder in kleinen Tütchen in Gärtnereien und Pflanzenmärkten kaufen oder aus frischen Früchten selbst gewinnen. Schneiden Sie dazu die Früchte auf, doch vergessen Sie nicht, die Hände dabei zu schützen. Dann entfernen Sie die Samen, reinigen sie von jeglichem Fruchtfleisch und legen sie auf ein Stück Papier zum Trocknen. Wenn die Samen nach zwei bis drei Tagen dann vollständig getrocknet sind, bewahren Sie sie trocken, luftdicht und kühl auf.

Substrat und Boden

Ein hervorragendes Substrat ist Kokossubstrat, das aus gepressten Kokosfasern besteht. Es ist ökologisch unbedenklich, nicht gedüngt, steril und außerdem sehr leicht. Außerdem neigt es nicht zur Schimmelbildung und nimmt Feuchtigkeit optimal auf. Natürlich können Sie auch handelsübliche Blumen- oder Anzuchterde verwenden, doch sollte diese nicht gedüngt sein, um den Keimlingen nicht zu schaden.

Wenn Sie Ihre Pflanzen später ins Freiland auspflanzen wollen, sollten Sie außerdem beachten, dass Chilis neutrale Böden (mit einem pH-Wert um 7) bevorzugen. Auch leicht saurer Boden mit einem pH-Wert bis zu 6 wird noch toleriert.

Aussaat

Theoretisch können Sie Chilis und Paprika das ganze Jahr über aussäen, wenn Sie die Pflanzen in der Wohnung halten möchten und für künstliches Licht und ausreichende Wärme sorgen können. Für die spätere Haltung im Freiland und auf dem Balkon sollten Sie allerdings am besten zwischen Januar und März aussäen. Hier ist es besonders wichtig, einen frühen Termin zu wählen, damit die Früchte genügend Zeit haben, um auszureifen.

Sie können die Samen entweder gleich in einzelne Töpfe aussäen oder in größere Anzuchtschalen. Achten Sie dabei darauf, dass die Gefäße eine Öffnung im Boden haben, damit das Wasser abfließen kann. Beschriften Sie die Pflanzgefäße außerdem eindeutig, damit Sie später wissen, was da in Ihren Töpfen heranwächst.

Drücken Sie bei der Aussaat das Saatgut leicht auf das feuchte Substrat und bedecken Sie es mit diesem (ca. ein bis zwei Millimeter), damit es nicht so leicht austrocknet.

Sie können auch feuchtes Küchenpapier in mehreren Lagen auf einem Teller auslegen, das Saatgut darauf verteilen und den Teller dann mit Klarsichtfolie abdecken. Stechen Sie außerdem einige Löcher in die Folie, damit die Luft besser zirkulieren kann. Wenn die Samen dann anfangen zu keimen, können Sie sie in geeignete Pflanzgefäße umsetzen. Auch diese decken Sie wieder mit einer Klarsichtfolie ab, in die Sie vorher Luftlöcher gestochen haben.

Die kleinen Keimlinge brauchen zwar Licht, doch sollten sie nicht in der prallen Sonne stehen, damit ihnen nicht zu heiß wird. Zu hohe Temperaturen können nämlich dazu führen, dass die Pflanzen verdorren – auch wenn die Erde feucht genug gehalten wird. Sind die Pflänzchen etwas größer, sollten Sie daher darauf achten, dass zu warme Luft entweichen kann: Entfernen Sie dazu die Klarsichtfolie über den Pflanzgefäßen.

Gießen Sie die Pflanzen mit destilliertem Wasser aus der Sprühflasche, da Leitungswasser zu hart ist und die Pflanze hindert, Mineralsalze und Spurenelemente aufzunehmen. Halten Sie das Substrat immer feucht, aber nie nass.

Wenn sich die ersten Laubblätter gebildet haben, können die Pflänzchen vereinzelt pikiert werden. Pflänzchen in Anzuchtschalen müssen auf jeden Fall pikiert werden. Nehmen Sie dazu vorsichtig die Pflanzen aus dem Substrat und setzen Sie sie dann einzeln in geeignete Gefäße.

Drinnen oder draußen?

Auch in unseren Breiten können Sie Chilis ohne Weiteres draußen züch-

ten – egal ob auf dem Balkon, der Terrasse oder sogar im Garten. Sie können die Pflanzen in große Töpfe oder in Blumenkästen setzen, doch halten Sie dabei einen Abstand von 30 Zentimetern ein.

Wenn Sie die Pflanzen im Frühjahr ins Freie bringen, sollten Sie das an-
fangs nur jeweils für einige Stunden tun, sie damit langsam ans Freie ge-
wöhnen und sie abhärten lassen. Die Pflanzen brauchen zunächst einen
Platz, an dem sie vor Wind und Regen geschützt sind. Auch sollte der
Standort hell sein, aber nicht in der prallen Sonne liegen. Andere Sorten
sollten Sie lieber ganz in der Wohnung halten, da sie sehr empfindlich
sind. Dazu gehören unter anderem Sorten der *Capsicum chinense*, die
besonders wärmebedürftig sind.

Pflege der Pflanzen

Wenn an Ihren Pflanzen die ersten Laubblätter zu sehen sind, können Sie
mit dem Düngen beginnen. Für den Anfang sind Nitrat- und Phosphat-
Dünger am besten geeignet, auch Kalium sollte ausreichend vorhanden
sein. Chlorid sollte dagegen möglichst wenig in Ihrem Dünger vorhanden sein, da Chilis darauf sehr empfindlich reagieren.

Schädlinge können Sie gut mit Neem-Produkten bekämpfen, die direkt
auf die Pflanze gesprüht werden und für den Menschen nicht giftig sind.

Erntezeit

Wie lange es dauert, bis die Früchte reif sind und Sie sie ernten können,
ist sehr unterschiedlich. Erste Früchte können bereits im Mai reif sein,
spätestens ab August können Sie dann jedoch auf jeden Fall mit der Ernte
beginnen.

Eine Chilipflanze mit vielen bunten Früchten.

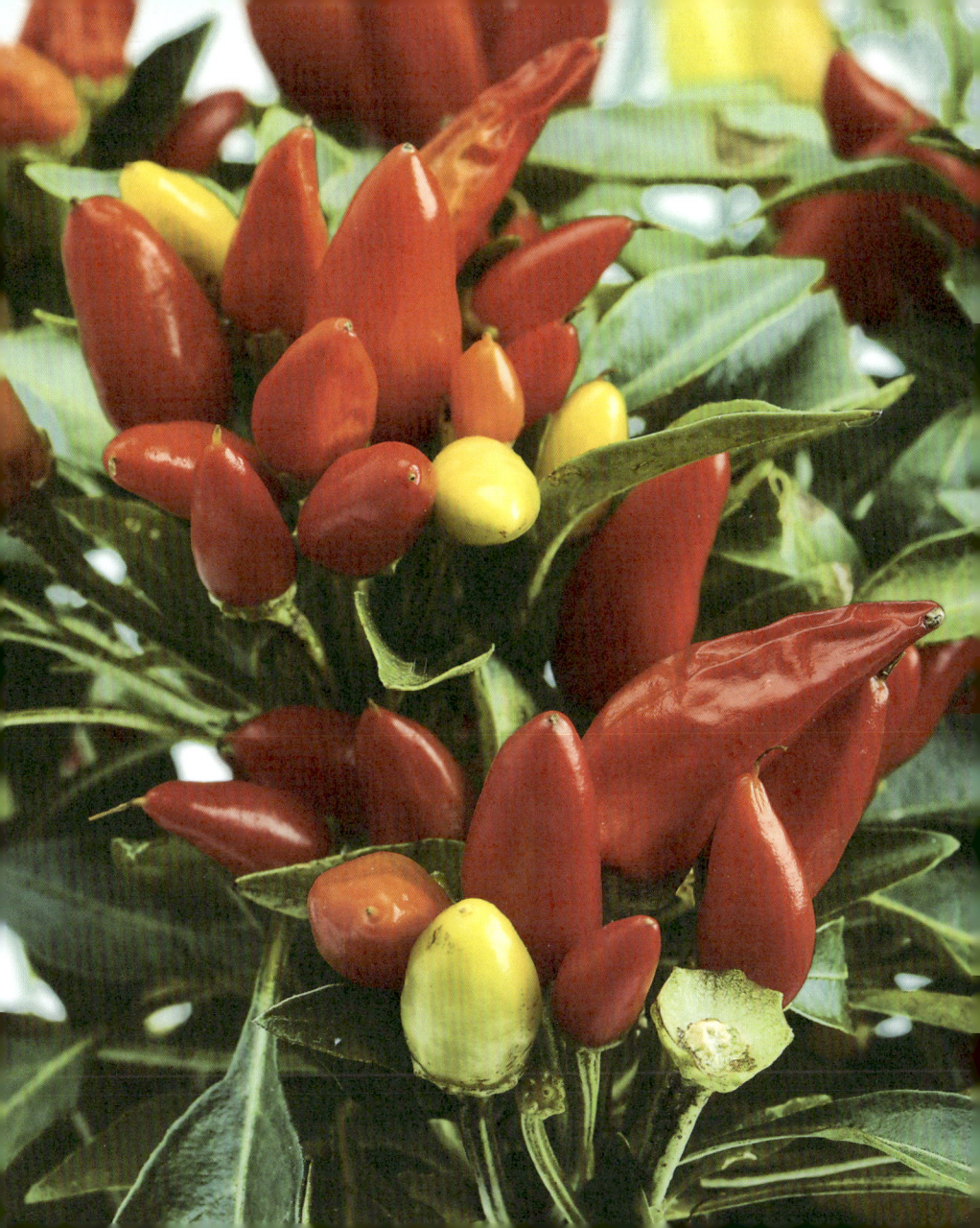

Doch woran erkennen Sie, ob die Früchte schon geerntet werden können? An der Farbe? Nicht unbedingt! Ein sicheres Zeichen dafür, dass die Früchte reif sind, ist: Sie geben nach, wenn Sie mit den Fingern Druck auf sie ausüben. Dann können sie auch geerntet werden. Das kann sogar schon der Fall sein, wenn sich die Chilis noch nicht rot verfärbt haben.

Und noch ein kleiner Tipp für alle, die ihre Chilis scharf lieben: Reife Früchte sind schärfer als die noch grünen! Auch wenn Pflanzen kurzzeitig zu wenig Wasser bekommen, entwickelt sich mehr Schärfe in den Früchten. Lassen Sie die Erde also ab und zu für kurze Zeit austrocknen – doch übertreiben Sie es nicht!

Überwintern

Einige Pflanzen eignen sich durchaus für das Überwintern im Haus, wenn sie dazu einen hellen und kühlen Platz bekommen. Die meisten Pflanzen sind mehrjährig zu halten und auch die eigentlich einjährige *Capsicum annuum* kann erfolgreich über den Winter kommen, wenn sie ausreichend vor Frost geschützt wird.

Chilibäumchen kaufen

In Gartenfachgeschäften sind auch Chilibäumchen für die Fensterbank oder den Balkon erhältlich. Diese brauchen sehr viel Sonne, müssen jedoch nur alle ein bis zwei Wochen gegossen werden. Dafür belohnen sie ihre Besitzer das ganze Jahr über mit Früchten. Am besten gedeihen bei uns die mittelscharfen Chilisorten; die ganz scharfen Sorten benötigen ein sehr trockenes und heißes Klima, um ihre besondere Schärfe ausbilden zu können – und das ist in Mitteleuropa leider nicht gegeben.

Tipps zu Verarbeitung und Lagerung

Chili und Paprika verwendet man am besten frisch, doch wer eine große Menge Früchte geerntet hat, kann diese mit verschiedenen Konservierungsmethoden länger haltbar machen. Ob Sie Ihre Chilis frisch verwenden oder lieber konservieren möchten, hängt jedoch auch von der jeweiligen Sorte ab. Frisch lassen sich fast alle Sorten zu Gegrilltem, zu Sandwiches, in Salsas und Saucen, Dips, zu Chili-Eintöpfen oder zum Frittieren verwenden. Auch gefüllt mit Hackfleisch oder Käse schmecken fast alle Sorten hervorragend frisch. Vor allem »Scotch Bonnet rot« und »Pimiento Africano« sollten Sie am besten frisch verwenden. Leider geht beim Trocknen generell etwas Aroma verloren.

Bevor Sie sich an die Arbeit machen, sollten Sie sich unbedingt die folgenden Tipps zu Herzen nehmen: Bei »Pimiento Africano«, »Habanero« und »Scotch Bonnet« ist es unbedingt notwendig, bei der Verarbeitung der Früchte Handschuhe zu tragen. Auch bei den anderen Sorten empfiehlt sich dies. Waschen Sie nach der Arbeit alles Gerät sorgfältig ab und passen Sie auf, dass der Saft der Früchte nicht über die Hände in die Augen gelangt. Falls es auf der Haut doch einmal brennt, waschen Sie den Saft mit Alkohol ab.

Trocknen

Hierzu eignen sich am besten die weniger dickfleischigen Früchte wie »Habanero«, andere Früchte sollten Sie vor dem Trocknen aufschneiden, um Schimmelbildung zu vermeiden.

Durchstechen Sie hierzu mit Nadel und Faden die Stiele oder das Fruchtfleisch der Chilis und hängen Sie sie an einem warmen und trockenen Ort an der Luft auf. Auch im Backofen können Sie Chilis dörren, allerdings nur bei geringer Hitze, denn das Fruchtfleisch verbrennt schnell.

Einlegen

Um Chilis länger haltbar zu machen, können Sie sie auch einlegen, zum Beispiel in eine Essig-Salz-Lake. Kochen Sie dazu zunächst Wasser auf und sterilisieren Sie Messer und Aufbewahrungsgläser. Stechen Sie dann die Chilischoten mit einem Messer ein und blanchieren Sie die Chilis, indem Sie sie kurz in kochendes Wasser legen.

Für ein Ein-Liter-Einweckglas können Sie die Essig-Salz-Lake aus einem Liter Wasser, zwei Teelöffeln Salz und 125 Milliliter Essig herstellen. Geben Sie das Wasser in einen Topf und lösen Sie das Salz darin auf. Nehmen Sie dann den Topf vom Herd und rühren Sie den Essig ein. Dann geben Sie die Chilischoten ins Einweckglas und füllen dies bis etwa einen halben Zentimeter unter dem Rand mit der Essig-Salz-Lake.

Verschließen Sie das Glas dicht und stellen Sie es in den Kühlschrank. So halten sich die Chilis mindestens ein Jahr lang.

Einfrieren

Auch durch Einfrieren können Chilis länger haltbar gemacht werden. Vor allem dickfleischige Sorten wie »Anaheim«, »Jalapeño« oder »Paprika« sind dazu hervorragend geeignet. Verwenden Sie dazu allerdings nur wirklich frische Früchte. Kleinere Chilis können Sie gleich im Ganzen einfrieren, größere halbieren Sie und entfernen Stiel, Samen und Innenwände.

Haltbarkeit und Lagerung

Und wie lange haben Sie nun etwas von Ihren Chilis – egal, ob diese nun frisch geerntet oder konserviert sind?

- Frische Chilis, frische Paprika oder Peperoni können Sie bis zu 14 Tage lang im Gemüsefach des Kühlschranks lagern. Bei längerer Lagerung verlieren die Früchte ihr Aroma.
- Bis zu zwölf Monate können Sie Cayennepfeffer, Currypulver, Chilipulver und Paprikapulver aufbewahren.
- Ebenso lange können Sie eingefrorene Chilis lagern und eingelegte Chilis aufbewahren.
- Bis zu drei Jahre können Sie getrocknete Chilis und Pfefferkörner lagern.

Bewahren Sie Gewürze stets kühl, dunkel, luftdicht und trocken auf, denn nur so können diese ihr Aroma bewahren. Deshalb sollten Sie Gewürze niemals über dem Küchenherd lagern, da sie durch die Kochwärme ihren Geschmack verlieren.

Pfeffer – scharfe Körner

Nicht nur Chilis bringen Würze und Schärfe in unser Leben, auch Pfeffer (lateinisch *Piper nigrum*) verleiht unseren Speisen mehr Geschmack und ist dabei auch noch gesund. Alles Wissenswerte über dieses Gewürz erfahren Sie in den folgenden Abschnitten.

Herkunft und Geschichte

Pfeffer stammt wahrscheinlich von der Malabarküste im Südwesten Indiens und gelangte von dort aus nach Indonesien und Malaysia. Heute wird das scharfe Gewürz vor allem in Indien, Vietnam, Indonesien, Malaysia, China und Brasilien auf großen Plantagen angebaut. Seit jeher spielt Pfeffer eine wichtige Rolle in der ayurvedischen Heilkunde. Dort schätzt man zum Beispiel Trikatu, das aus schwarzem Pfeffer, langem Pfeffer und getrockneten Ingwerstücken besteht und die Verdauung anregt.

Auch in Europa ist Pfeffer schon seit Langem ein beliebtes Gewürz, der früheste Hinweis darauf, dass die scharfe Köstlichkeit auch auf unserem Kontinent bekannt war, findet sich auf einer Tafel, die in Knossos auf Kreta gefunden wurde und rund 1200 Jahre vor Beginn unserer Zeitrechung gefertigt wurde: Darauf ist nämlich ein Pfeffertopf zu sehen. Im »Corpus Hippocraticum« – einer medizinischen Textsammlung, die im fünften und vierten Jahrhundert vor Christus entstand – wird Pfeffer bereits als Heilmittel beschrieben und als Medizin gegen Frauenleiden empfohlen. Als Alexander der Große 327 v. Chr. nach Indien zog, hatte er bei seiner Rückkehr neben anderen orientalischen Gewürzen auch Pfeffer im Gepäck, und von da an wurde Pfeffer mit Karawanen auf dem Landweg von Indien in den Mittelmeerraum transportiert. Von Anfang an war der Pfeffer dabei nicht nur als Küchenzutat, sondern auch als Heilmittel beliebt, so zum Beispiel bei den Römern, die ihn als Medikament und Zutat zu Wein und Speisen schätzten. »Vinum piperatum«, auf Deutsch »Pfefferwein«, hieß dort ein Gewürzwein, der als Allheilmittel gegen die verschiedensten Beschwerden eingesetzt wurde. Auch in der mittelalterlichen Klostermedizin erfreuten sich gewürzte Weine großer Beliebtheit. Zu dieser Zeit galt Pfeffer geradezu als Wundermittel, mit dem man den unterschiedlichsten Zipperlein von Magenbeschwerden bis hin zu Infektionen der Harnwege zu Leibe rücken konnte.

Billig zu haben war diese scharfe Kostbarkeit damals jedoch nicht. Nur die Reichen konnten sich leisten, ihre Speisen mit Pfeffer zu würzen – ein feines Aroma bereicherte also nicht nur den Geschmack der Mahlzeiten, sondern war gleichzeitig auch Ausdruck eines gehobenen Lebensstils. So wie heute in wohlhabenden Kreisen echter Kaviar auf den Tisch kommt, war es damals Pfeffer, der den Reichtum der Gastgeber verriet. So kostbar war er, dass er zeitweise sogar mit Gold aufgewogen oder als Zahlungsmittel eingesetzt wurde. Wer im Mittelalter mit Gewürzen handelte, konnte also zu großem Reichtum gelangen. Deshalb sicherten sich Völker und Handelsmächte wie Türken, Araber oder die Stadt Venedig das Monopol auf den Gewürzhandel und gelangten unter anderem dadurch zu großem politischen Einfluss. Etwa drei Viertel aller Gewürztransporte, die von Venedig aus nach Mittel- und Nordeuropa führten, bestanden aus Pfeffer – so groß war die Nachfrage nach dem Scharfmacher. 1492 begab sich Christoph Kolumbus auf seine folgenreiche Reise in Richtung Westen, um einen Seeweg nach Indien zu finden – auch, um von dort aus die wertwollen Gewürze nach Europa zu bringen. Dass er dabei zwar ohne Pfeffer, dafür aber mit anderen scharfen Kostbarkeiten zurückkehrte, wurde bereits im ersten Kapitel erzählt.

1498 brach das venezianische Monopol auf den Gewürzhandel dann endgültig zusammen, als Vasco da Gama das Kap der Guten Hoffnung umsegelte und so den Seeweg nach Indien fand. Bei seiner Rückkehr hatte er auch eine Ladung Gewürze im Gepäck, die er nicht etwa nach Venedig brachte, sondern in seine portugiesische Heimat. Nun bauten wiederum die Portugiesen ein Gewürzhandelsmonopol auf und Lissabon wurde bereits nach wenigen Jahren der reichste Hafen dieser Zeit. Um 1605 rissen dann die Holländer den Gewürzhandel an sich und vertrieben die Portugiesen von der Malabarküste. Doch schon bald wurde Pfeffer auch in Gebieten angebaut, die nicht unter holländischer Kontrolle lagen. Das Angebot an dieser scharfen Kostbarkeit wuchs – und damit fielen auch die Preise. Schließlich blieb der Genuss von Pfeffer nicht mehr nur den oberen Schichten vorbehalten, bald konnte sich auch die normale Bevölkerung Würze und Schärfe für ihre Speisen leisten.

Heute werden pro Jahr rund 280 000 Tonnen Pfeffer geerntet und der Gewürzhandel ist nun fest in asiatischer Hand, denn der Stadtstaat Singapur hat sich zum Zentrum des Pfefferhandels entwickelt.

Der Pfeffer im Sprachgebrauch

Nicht nur aus unseren Küchen ist der Pfeffer nicht mehr wegzudenken, auch in der deutschen Sprache taucht das beliebte Gewürz in zahlreichen Redewendungen auf. Oft gebrauchen wir sie, ohne groß nachzudenken – doch woher stammen diese geflügelten Worte und Zitate eigentlich?

Redewendungen

»Die soll doch hingehen, wo der Pfeffer wächst!« Das wünscht man sich schon manchmal, wenn die beste Freundin wieder einmal zickt. Schön weit weg sollte sie sein. Aber warum ausgerechnet bei den feurigen Körnern und nicht bei den Kartoffeln – immerhin unter der Erde – oder den Kirschen – ganz weit oben? Weil schon unsere Vorfahren solche Wünsche hatten. Und früher lag Indien, die Wiege des Pfeffers, für die Menschen hierzulande so weit weg, dass nur dort der richtige Ort für Zicken und andere Störenfriede sein konnte. Wenn man sie nicht loswurde, hat man ihnen zur Not eben *eine gepfeffert*. Der Schmerz, den dies hervorruft, könnte schon dem Brennen des Pfeffers ähneln.

Die Redensart *Pfeffer im Hintern* haben – womit wir temperamentvolle und lebhafte Personen bezeichnen – lässt sich auf das Treiben betrügerischer Pferdehändler zurückführen. Die rieben ihren alten Zossen das Gewürz in den Allerwertesten, damit sie sich auf dem Markt vermeintlich feurig und lebhaft aufführten.

Da liegt also der Hase im Pfeffer. Damit war nicht gemeint, dass das Langohr hier ein Nickerchen in einer idyllischen Landschaft hält. Vielmehr liegt er als Braten in einer scharfen Sauce – Hasenpfeffer heißt das Gericht. Und versinnbildlichte die Situation, dass jemand aus einer bestimmten Lage nicht mehr herauskommt. Die Bedeutung dieser Redensart hat sich mittlerweile geändert zu: »Das ist der entscheidende Punkt.« Im Mittelalter dachte man, dass der Pfeffer direkt neben dem Garten Eden wächst. Daher die konstruktive Wegbeschreibung »*einfach dem Pfeffer nach!*«

Was die anderen sagen
Nicht nur der Volksmund, auch berühmte Persönlichkeiten haben das eine oder andere über den Pfeffer gesagt, wie die folgenden Zitate belegen.

»*Man legt auf den Bienenstich nicht spanischen Pfeffer.*«
Wilhelm Ludwig Wekherlin (1739–1792), deutscher Publizist und Satiriker der Aufklärung

»*Sinnenlust ist wie Pfeffer: Man verträgt nur kleine Mengen.*«
Louis-Sebastian Mercier (1740–1814), französischer Schriftsteller

»*Das kleine Pfefferkorn sieh für gering nicht an,
versuch es nur und sieh, wie scharf es beißen kann.*«
Friedrich Rückert (1788–1866), deutscher Dichter

»*Es ist kein Kaufmann, der nicht Mäusedreck für Pfeffer verkaufen kann.*«
Deutsches Sprichwort

»*Roten Pfeffer gibt es nicht ohne Schärfe, eine liebende Frau nicht ohne Eifersucht.*«
Sprichwort aus Indochina

»*Um einen guten Salat anzurichten, braucht man vier Charaktere: einen Verschwender für das Öl, einen Geizhals für den Essig, einen Weisen für das Salz, einen Narren für den Pfeffer.*«
François Coppée (1842–1908), französischer Schriftsteller

»*Der Gummi ist gut, der Pfeffer ist gut,*
dreihundert Säcke und Fässer;
ich habe Goldstaub und Elfenbein,
die schwarze Ware ist besser.«
Heinrich Heine (1797–1856), deutscher Dichter

Ein Gewürz – verschiedene Farben, verschiedene Sorten

Schwarz, weiß, grün oder rot – Pfeffer gibt es in vielen verschiedenen Farben. Doch gibt es außer der Farbe noch andere Unterschiede zwischen diesen Pfefferkörnern? Und schmecken alle Farben gleich? Schwarze, weiße, grüne und rote Pfefferkörner stammen alle von der gleichen Pfefferpflanze, doch sie werden zu verschiedenen Zeiten geerntet und dann unterschiedlich behandelt.

So wird *schwarzer Pfeffer* kurz vor dem Reifestadium aus den grünen oder gelb-orangen Früchten von *Piper nigrum* gewonnen. Ihre schwarze

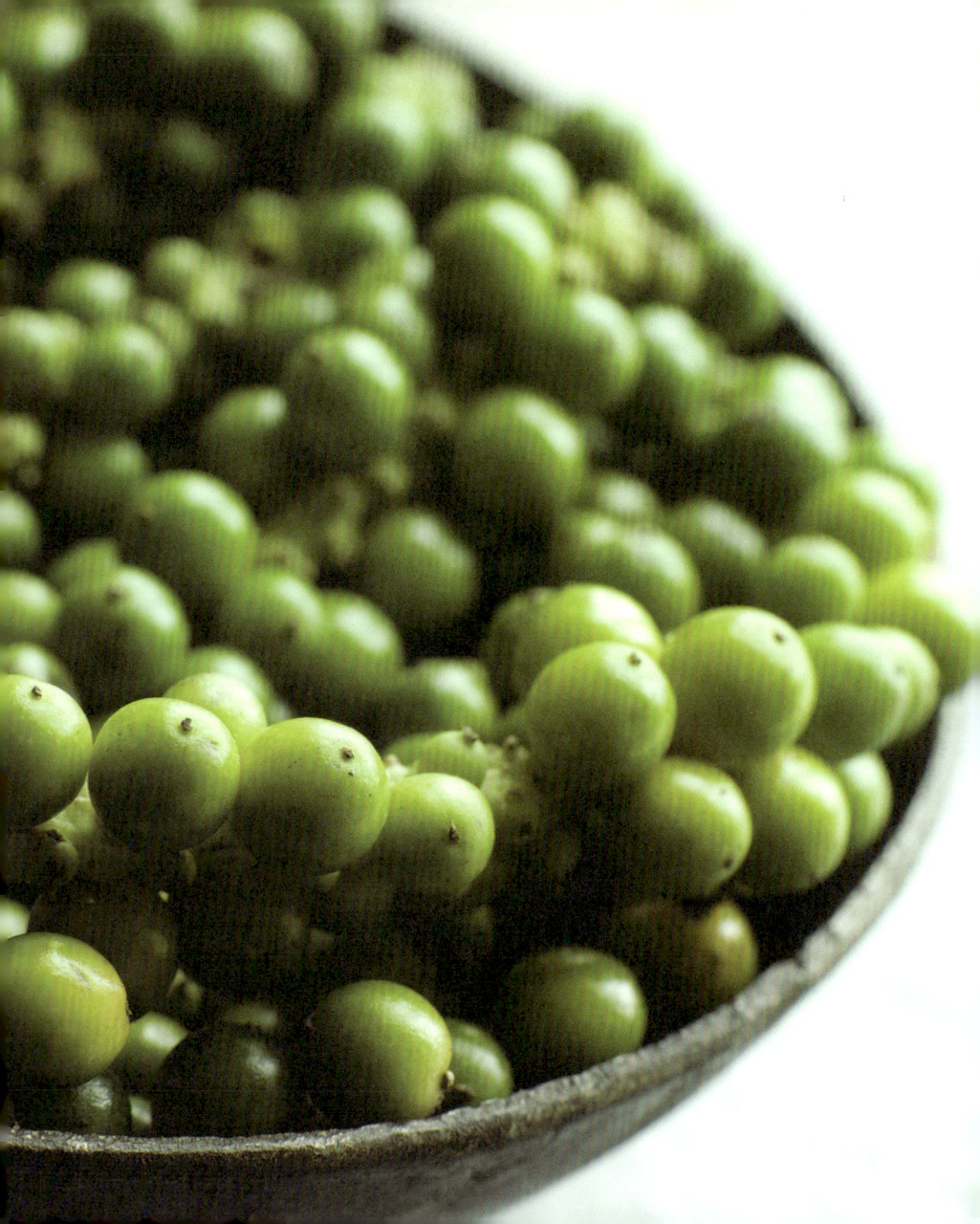

Farbe und ihren aromatischen und sehr scharfen Geschmack erhalten die Körner, wenn man sie in der Sonne trocknen lässt.

Etwas weniger aromatisch, dafür aber immer noch scharf ist *weißer Pfeffer*. Hier lässt man die Pfefferbeeren voll ausreifen und weicht sie dann etwa acht Tage lang in Wasser ein. Dadurch löst sich die äußere Fruchtschicht ab. Auch diese Beeren werden dann getrocknet und erhalten so ihre weiße bzw. leicht graue Farbe.

Beim *grünen Pfeffer* werden die Beeren unreif geerntet. Er wird entweder frisch in Salzwasser eingelegt oder schnell getrocknet. Grüner Pfeffer ist mild und hat ein frisches Aroma. In asiatischen Lebensmittelgeschäften wird er frisch, ansonsten in Salzlake, getrocknet oder gefriergetrocknet verkauft. Wer gefriergetrockneten Pfeffer kauft, sollte diesen vor Gebrauch etwa eine halbe Minute in Wasser einweichen; grüner Pfeffer aus der Salzlake dagegen wird kurz unter Wasser abgespült. Wenn Sie den Pfeffer mahlen wollen, sollten Sie ihn jedoch nicht einweichen.

Roter Pfeffer wird aus vollkommen reifen und ungeschälten Pfefferfrüchten gewonnen und ist im Handel nur selten zu finden. Es gibt ihn entweder in Salzlake eingelegt oder getrocknet zu kaufen.

Neben diesen vier Pfeffersorten gibt es noch weitere Sorten, die jedoch lediglich aufgrund ihres Aussehens und ihrer Schärfe als Pfeffer bezeichnet werden. Sie stammen nicht von der Pfefferpflanze *Piper nigrum*:

Rosa Pfeffer stammt vom brasilianischen Pfefferbaum (*Schinus terebinthifolius*), auch Weihnachtsbaum genannt, und wird getrocknet verkauft. Er hat ein süßliches Aroma, vor allem wenn man die Beeren zerdrückt.

Szechuanpfeffer hat ein zitronenartiges Aroma und schmeckt leicht holzig. Wie sein Name verrät, stammt er aus der chinesischen Provinz Szechuan. Hier verwendet man nur die rötlichen Kapseln, die schwarzen Samen werden entfernt. Er stammt von einer Rautenpflanze namens *Zanthoxylum piperitum* und wird auch Chinesischer oder Japanischer Pfeffer genannt.

Im 15. und 16. Jahrhundert war der *Kubebenpfeffer* von der Pflanze *Piper cubeba* sehr beliebt in Europa, heute spielt er jedoch nur noch in der nordafrikanischen Küche eine Rolle.

Jamaikapfeffer, auch *Piment* genannt, schmeckt nach Pfeffer, Zimt, Muskat und Nelken. Er ist eher mild und kommt in herzhaften und süßen Speisen hervorragend zur Geltung. Er stammt von einem Myrtengewächs namens *Pimenta dioica*.

Mit dem französischen Begriff *Mignonette* wird schwarzer Pfeffer bezeichnet, der grob gehackt, also in feine Stücke zerteilt ist. In Frankreich ist dies ein beliebtes Tischgewürz, das gut zu kurz gebratenem und gegrilltem Fleisch passt.

Der *Bengalpfeffer* oder *lange Pfeffer* von der Pflanze *Piper longum* spielt schließlich vor allem in der indischen Ayurvedaküche eine Rolle.

Kann man Pfeffer selbst anbauen?

Pfeffer anzubauen ist – zumindest in unseren Breiten – nicht ganz einfach. Dies liegt zunächst einmal an der Pfefferpflanze selbst, die sehr hoch wächst und an Stangen gezogen werden muss. Zum anderen benötigt sie auch ein warmes, am besten tropisches Klima, um zu gedeihen – in Mitteleuropa muss dieses in einem Gewächshaus künstlich geschaffen werden. Wer die nötigen Voraussetzungen mitbringt und ein Händchen für Pflanzen hat, kann sich jedoch durchaus am Anbau von Pfeffer versuchen.

Die Pfefferpflanze

Die Pfefferpflanze (*Piper nigrum*) ist ein Kletterstrauch, der in der Natur an Bäumen emporwächst und bis zu zehn Meter hoch werden kann. Beim Pfefferanbau wird die Pflanze jedoch ähnlich wie Hopfen an Holzpfählen gezogen und auf einer Höhe von drei bis vier Metern gehalten. Sie hat ovale, dunkelgrüne, bis zu 15 Zentimeter lange Blätter, ihre weißen Blüten sind klein und unscheinbar und hängen in langen Rispen mit 50 bis 150 Einzelblüten herab. Daraus entwickeln sich etwa acht bis neun Monate nach der Befruchtung die Früchte: kleine runde Beeren, deren Schale zunächst grün, dann rot und am Schluss gelb ist. Jede Rispe trägt etwa 20 bis 30 Beerenfrüchte. Die Ernte kann zweimal pro Jahr vorgenommen werden.

Voraussetzungen

Pfeffer wächst normalerweise in tropischen Regionen. Wer hier in unseren Breiten Pfeffer anbauen möchte, muss daher auf künstliche Weise ein tropisches Klima erzeugen. Dazu gehören ein wasserdurchlässiger Boden – am besten mit Sand und Humus gemischt – sowie Wärme und ständige Feuchtigkeit.

Vermehrung

Pfeffer wird meist über Stecklinge, selten auch über Samen vermehrt. Wer Pfeffer aus Stecklingen ziehen möchte, benötigt dazu einen etwa 30 Zentimeter langen, möglichst kräftigen Trieb. Stecken Sie diesen nun zu einem Drittel in Anzuchterde und bedecken Sie ihn mit einer Plastikhülle. Dann stellen Sie den Steckling an einen warmen und hellen Ort, allerdings nicht in die pralle Sonne. Wenn der Steckling austreibt, können Sie die Plastikhülle abnehmen.

Die Vermehrung über Samen ist etwas schwieriger, denn hierzu benötigt man frische Pfeffersamen, die nicht so einfach zu beschaffen sind. Dann müssen Sie sie so schnell wie möglich einpflanzen, da Pfeffersamen nur für kurze Zeit keimfähig sind. Die Aussaat kann das ganze Jahr über erfolgen, wichtig ist hier nur, dass Sie die Pflanzschalen an einen hellen und warmen Ort stellen, damit die Samen schnell keimen können.

Pflege

Da der Pfefferstrauch eine warme und sonnige Umgebung benötigt, gedeiht er in unserem Klima am besten in einem Gewächshaus oder Wintergarten. Nur an sehr warmen Tagen können Sie ihn ins Freie stellen. Wenn Sie einige Regeln beachten, können Sie den Pfeffer jedoch auch in der Wohnung ziehen. Dazu benötigen Sie Wärmeleuchten und Aktivkohlefilter. Auch im Winter braucht ein Pfefferstrauch viel Helligkeit und Temperaturen von mindestens 18 °C.

Achten Sie darauf, dass Sie Ihre Pfeffersträucher nicht übergießen und verwenden Sie am besten Regenwasser. Wichtig ist vor allem, dass der Boden ständig leicht feucht gehalten und in regelmäßigen Abständen mit Wasser versorgt wird. Im Winter sollten Sie zwischen dem Gießen längere Pausen einlegen, sodass das Substrat des Pfefferstrauches trocknen kann. Zwischen Frühjahr und Spätsommer sollten Sie Ihre Pffeffersträucher außerdem einmal monatlich düngen.

Ernte
Der Zeitpunkt der Ernte richtet sich danach, welche Pffefersorte Sie ernten möchten. Grüner Pffeffer wird aus unreifen Früchten gewonnen, bei schwarzem Pffeffer sollten die Früchte unreif (grün) bis knapp vor der Reife (gelb-orange) sein. Weißer und roter Pffeffer dagegen wird geerntet, wenn die Früchte vollreif sind.

Tipps zu Verarbeitung und Lagerung

Gemahlener Pffeffer verliert schon nach wenigen Tagen seinen kräftigen Geschmack. Am besten schmeckt er frisch gemahlen oder im Mörser zerstoßen. Ganze Pffefferkörner halten sich in einem luftdicht verschlossenen und lichtgeschützten Glas etwa zwei bis drei Jahre.
Eingelegten grünen Pffeffer sollten Sie – nachdem Sie das Glas geöffnet haben – im Kühlschrank lagern und innerhalb von vier bis sechs Wochen aufbrauchen.

Was macht die Scharfmacher so gesund?

Chili und Pfeffer würzen nicht nur unsere Speisen, sondern sie fördern auch unsere Gesundheit. Woran das liegt und wie Sie die scharfen Köstlichkeiten einsetzen können, um fit und gesund zu bleiben, erfahren Sie in diesem Kapitel.

Inhaltsstoffe von Chili und Pfeffer

Für die gesundheitsfördernde Wirkung von Chili und Pfeffer ist eine ganze Reihe von Inhaltsstoffen verantwortlich. Chilis bestehen zwar zu 91 Prozent aus Wasser, doch die restlichen neun Prozent haben es in sich: So enthalten Paprika & Co. zum Beispiel erheblich mehr Vitamin C als Zitrusfrüchte. Und auch der Pfeffer kann mit seinem hohen Anteil an Piperin unserer Gesundheit viel Gutes tun.

Besonders viele gesundheitsfördernde Inhaltsstoffe sind übrigens in roten Früchten enthalten. Grün geerntete Chilis und Paprika sind noch nicht ausgereift und haben so noch nicht ihr volles Potenzial entfaltet.

Vitamin C

Eines der wichtigsten Vitamine zur Unterstützung unseres Immunsystems ist Vitamin C. Es steigert die Abwehrkräfte, fördert die Aufnahme von Eisen und ist außerdem wichtig für Knochen, Haut, Zähne und Bindegewebe. Insgesamt ist Vitamin C an so vielen Vorgängen im menschlichen Körper beteiligt, dass ein Mangel schwerwiegende gesundheitliche Folgen haben kann. Da unser Körper Vitamin C nicht selbst produzieren kann, müssen wir es ihm über unsere Ernährung zuführen, denn wir benötigen es dringend für unser Immunsystem – vor allem im Winter, wenn wir zahlreiche Infektionen abwehren müssen.

Vitamin C kann aktiv Viren und Bakterien abwehren und uns so vor zahlreichen Erkrankungen schützen. Diese Wirkung erreicht es, indem es sich in den Leukozyten anreichert und dadurch T-Zellen unterstützt. Diese wiederum überwachen die Zellen unseres Körpers und greifen ein, wenn ihnen etwas suspekt vorkommt – also zum Beispiel wenn Bakterien und Viren in den Körper eindringen. Darüber hinaus fördert Vitamin C unsere Gesundheit noch auf andere Weise: So glättet es die Innenwände der Arterien und verhindert dadurch vermutlich, dass sich dort Cholesterin anheftet, was unter Umständen zu einer Arteriosklerose führen kann. Außerdem unterstützt es die Hormonausschüttung der Hirnanhangdrüse und beeinflusst so die Bildung von Wachstumshormonen, Sexualhormonen, Stresshormonen sowie die Schilddrüsentätigkeit.

Und noch eine wichtige Funktion hat Vitamin C: Es ist ein »Fänger« von freien Radikalen – aggressiven Molekülen, die in unserem Körper ständig Zellen und Gewebe angreifen. Diese freien Radikale entstehen bei verschiedenen Stoffwechselvorgängen, aber auch beim Röntgen und durch UV-Strahlen. Nitrate, Pestizide und Umweltbelastungen fördern außerdem ihre Bildung. Freie Radikale können viel Schaden in unserem Körper anrichten – Grund genug, möglichst oft frische Paprika oder Chilis auf unseren Speiseplan zu setzen.

Schließlich haben neuere Forschungen auch ergeben, dass Vitamin C

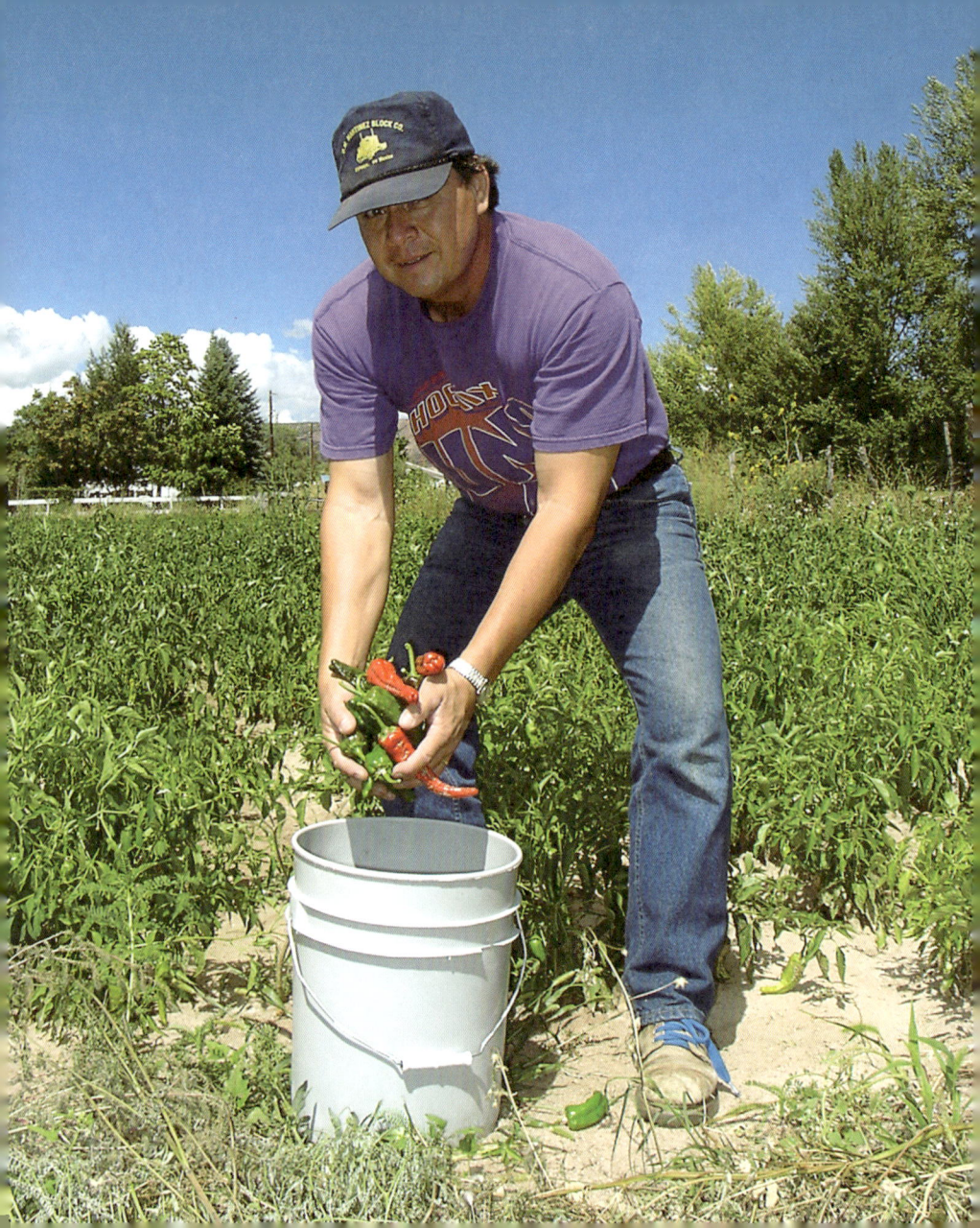

eine Rolle beim Schutz vor Krebs spielen kann – auch hier können Sie ganz einfach mit Ihrer Ernährung Ihre Gesundheit beeinflussen.

Vitamin C ist für Verschiedenes in unserem Körper wichtig:

- Bindegewebe
- Blutgefäßwände
- Fettverwertung
- Nerven
- Haut und Haar
- Immunsystem
- Kalziumstoffwechsel
- Konzentrationsfähigkeit
- Stimmungslage
- Schlaf
- Sehstärke
- Stressbewältigung
- Zahnfleisch

Der schlimmste Feind unseres Immunsystems ist Stress, denn er tötet Vitamin C ab. Auf diese Weise kann schnell ein Mangel an diesem wertvollen Stoff entstehen, die Abwehrkräfte unseres Immunsystems nehmen ab und wir werden anfällig für allerlei Infektionen und Krankheiten. Wer unter Stress steht, sollte daher besonders darauf achten, seinem Körper ausreichend Vitamin C zuzuführen.

Wie können Sie nun mit Chili oder Paprika gezielt Ihre Gesundheit und Ihr Immunsystem fördern? Zunächst einmal sollten Sie wissen, dass der Vitamin-C-Anteil in reifen Früchten höher ist als in unreifen Früchten. Außerdem sind rohe Früchte gesunder als gekochte, denn Lagerung und

Verarbeitung reduzieren den Vitamin-C-Gehalt. Grundsätzlich gilt: Wenn Sie jeden Tag einige rohe Paprikaschnitze verzehren, decken Sie bereits Ihren täglichen Vitamin-C-Bedarf, der bei rund 100 Milligramm liegt. Zum Vergleich: Von Zitrusfrüchten müssten Sie in etwa die dreifache Menge essen.

Vitamin A

Vitamin A – auch als Retinol bekannt – ist wichtig für gesunde Augen, die Haut, die Schleimhäute, das Nervensystem, den Eiweiß-Stoffwechsel, das Knochengerüst sowie den Schutz vor Infektionen. Es ist zwar nur in tierischen Lebensmitteln enthalten, doch Pflanzen – darunter auch Paprika und Chilis – enthalten Provitamin-A-Karotinoide (Beta-Karotin), die der Körper zu Vitamin A umwandeln kann. Vor allem in roten Schoten ist viel von diesem wertvollen Stoff enthalten.

Beta-Karotin ist fettlöslich – das heißt, der Körper benötigt zusätzlich Fett, um es optimal aufnehmen und verwerten zu können. Am besten eignen sich hier einige Tropfen Pflanzenöl, zum Beispiel in einer leichten Vinaigrette zu Ihrem Salat. Auch Zerkleinern, Dünsten oder Pürieren erhöht die Wirkung des Beta-Karotins.

Sekundäre Pflanzenstoffe

Karotinoide – eine Vorstufe des Vitamin A – gehören zu den sekundären Pflanzenstoffen, das sind Nährstoffe, die in pflanzlichen Lebensmitteln enthalten sind. Diese sekundären Pflanzenstoffe haben eine positive Wirkung auf die menschliche Gesundheit und können uns unter anderem vor Krebs schützen. Obwohl es eine Vielzahl solcher sekundärer

Pflanzenstoffe gibt, sind in Chilis vor allem zwei von ihnen in großer Menge vorhanden: Karotinoide und Flavonoide.

Karotinoide sind nicht nur für die Farbe der Chilis und Paprikas verantwortlich, sondern fungieren auch als Fänger von freien Radikalen. Wie wichtig vor allem Beta-Karotin für die Bildung von Vitamin A ist, haben Sie bereits im vorigen Abschnitt erfahren. Insgesamt enthalten rote Chilis und Paprika etwa 30 Milligramm an Karotinoiden pro 100 Gramm Frucht.

Weitere sekundäre Pflanzenstoffe, die in Chilis reichlich enthalten sind, sind Flavonoide, früher auch als Vitamin P bekannt. Auch sie können in Zusammenarbeit mit Vitamin C und Vitamin A freie Radikale abfangen und so verhindern, dass diese die Zellen unseres Körpers schädigen. Außerdem wirken sie entzündungshemmend, antiallergisch, krampflösend, durchblutungsfördernd und harntreibend. Sie stärken unsere Abwehrkräfte und schützen uns vor Krebs und Herz-Kreislauf-Erkrankungen.

Capsaicin

Capsaicin ist der Stoff, dem Chilis ihre Schärfe zu verdanken haben. Er wird in speziellen Drüsen in der Frucht produziert und löst einen Hitze- bzw. Schmerzreiz aus. Kälte oder Hitze können Capsaicin nichts anhaben – daher geht der Inhaltsstoff auch nicht verloren, wenn Sie Paprika oder Chilis einfrieren oder kochen. Nur Fett und Alkohol können Capsaicin lösen, Wasser ist dagegen wirkungslos, um die Schärfe zu bekämpfen. Je höher der Capsaicin-Gehalt einer Chili ist, desto schärfer ist sie. Milde Paprikas enthalten so gut wie kein Capsaicin mehr, in scharfen Chilis wie der »Habanero« ist in etwa die tausendfache Menge Capsaicin enthalten. Genau diese Schärfe macht Chilis so gesund, denn sie regt die Bildung von Speichel und Verdauungssäften an. Schwer Verdauliches, wie zum Beispiel fette Fleischspeisen, vertragen wir daher besser, wenn wir die Gerichte scharf würzen. Amerikanische Forschungen haben außerdem ergeben, dass Capsaicin in der Leber in eine Verbindung gewandelt wird, die freie Radikale bekämpfen kann.

Piperin
Nicht nur Chilis fördern unsere Gesundheit, auch der Pfeffer hat eine Reihe von Wirkungen, die über seine reine Würzkraft hinausgehen. So erwärmt seine Schärfe den Körper und regt den Kreislauf an. Wer viel Pfeffer zu sich nimmt, friert daher weniger leicht. Seine belebende Wirkung hilft außerdem bei Müdigkeit und Konzentrationsschwäche.
Der Inhaltsstoff, dem Pfeffer seinen positiven Einfluss auf unseren Körper verdankt, ist Piperin. Dieses Alkaloid ist auch für den scharfen Geschmack des Gewürzes verantwortlich. Es ist zu fünf bis neun Prozent in allen Pfefferarten enthalten, außer im Kubebenpfeffer. Piperin regt den Appetit und den Stoffwechsel an, da es die Bildung von Speichel und Magensaft fördert. Dadurch können eiweißreiche Speisen wie Fleisch oder Fisch besser verdaut werden. Außerdem reizt die Schärfe des Pfeffers die Harnwege und wirkt somit sexuell stimulierend und potenzsteigernd. Schon seit langer Zeit wird Pfeffer daher auch als Aphrodisiakum geschätzt.
Piperin steckt vor allem in der Wand der Früchte. Da diese beim weißen Pfeffer abgerieben wird, ist dieser weniger scharf als die anderen Pfeffer-

sorten. Außerdem ist Piperin lichtempfindlich, daher sollten Sie Pfeffer stets in dunklen Gefäßen aufbewahren.

Weitere Empfehlungen, zum Beispiel zur Dosierung und zum richtigen Einsatz von Chili und Pfeffer in der gesunden Küche, zum Entschärfen von Gerichten und zur richtigen Handhabung bei der Speisenzubereitung finden Sie im Vorwort zum Rezeptteil (siehe Seite 94 ff.) und auch im Kapitel »Unerwünschte Nebenwirkungen und wie Sie sie vermeiden« (siehe Seite 59 f.).

Wissenswertes zur Verwendung von Chili und Pfeffer als Heilmittel

Chili und Pfeffer lassen sich innerlich und äußerlich auf unterschiedliche Arten anwenden. Auch Produkte aus der Apotheke nutzen ihre heilsame Wirkung.

Dosierung und Anwendung

Innere Anwendung

Gewürze sind vor allem für die innere Anwendung zu empfehlen und können als Gewürzsud, -tee oder -milch eingenommen werden.

Gewürzsud

Um einen Gewürzsud herzustellen, benötigen Sie einen halben Liter Wasser und ein bis zwei Teelöffel möglichst frisch gemahlene Gewürze. Um die Gewürze zu mahlen, können Sie zum Beispiel eine Gewürzmühle verwenden, die im Einzelhandel erhältlich ist. Achtung: Die Gesamtmenge der Gewürze in einem Sud sollte zwei Teelöffel nicht übersteigen, auch nicht, wenn Sie Kombinationen verschiedener Gewürze verwenden. Erhitzen Sie das Wasser, bis es heiß ist, aber noch nicht kocht. Geben Sie dann die Gewürze zu und lassen Sie das Ganze fünf Minuten ziehen. Seihen Sie dann die festen Bestandteile ab, lassen Sie den Sud erkalten und geben Sie ihn in ein dunkles, luftdichtes Glas.

Zur Herstellung eines Gewürztees oder Gewürzsudes sollten die Gewürze möglichst frisch gemahlen sein.

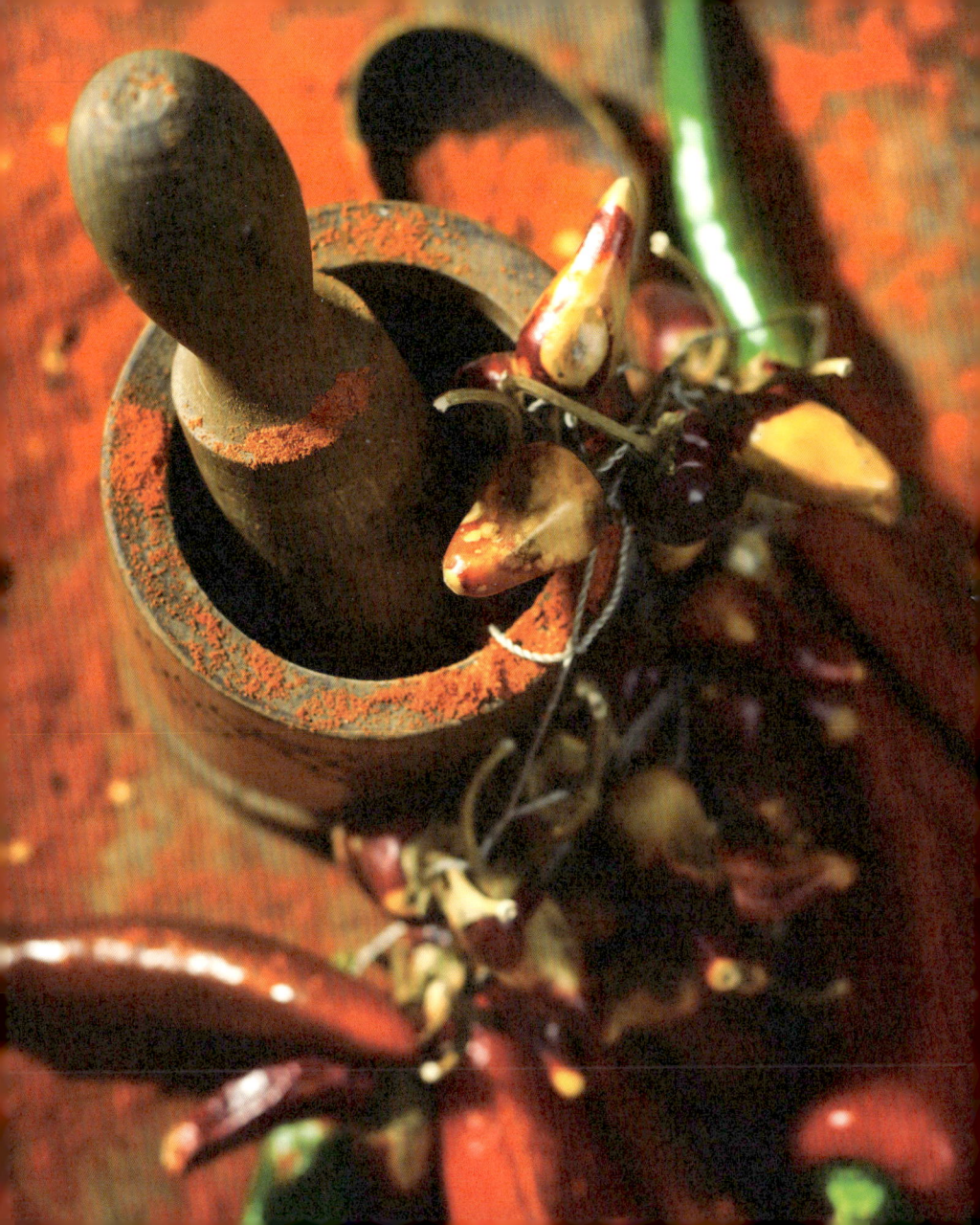

Gewürztee

Für einen Gewürztee geben Sie einen Teelöffel frisch gemahlenes Gewürz in einen Teefilter und gießen dann heißes, aber nicht mehr kochendes Wasser auf. Lassen Sie den Tee fünf bis zehn Minuten ziehen, bevor Sie ihn trinken.

Gewürzmilch

Eine Gewürzmilch stellen Sie aus einer Tasse Milch her, die Sie auf dem Herd erwärmen, aber nicht kochen lassen. Geben Sie dann einen Teelöffel fein gemahlene Gewürze und einen Teelöffel Honig in die Milch und trinken Sie sie, solange sie noch warm ist.

Eine Form der inneren Anwendung ist natürlich auch das Würzen der Speisen mit Chili und Pfeffer. Wenn Sie Ihren Mahlzeiten ein wenig Schärfe verleihen, tun Sie Ihrer Gesundheit schon viel Gutes.

Äußere Anwendung

Die wichtigsten Möglichkeiten, wie Sie Gewürze äußerlich anwenden können, sind Hautöl, Umschläge, Gewürzbäder und Inhalationen.

Hautöl

Um ein Hautöl herzustellen, benötigen Sie ein Öl als Grundlage. Hier sind unter anderem Haselnussöl oder Mandelöl geeignet, doch sollten Sie in erster Linie auf die Qualität des Öls achten. Geben Sie dann einen Esslöffel Öl zu einem halben Teelöffel gemahlenem Gewürz und vermischen Sie beides gründlich. Das geht einfacher, wenn Sie das Öl vorher im Wasserbad erwärmen. Dieses Öl tragen Sie dann direkt auf die Haut auf. Wer Hautöl auf Vorrat herstellen will, sollte es kühl, trocken und dunkel lagern, um die Haltbarkeit zu verlängern.

Gewürzbad

Für ein Gewürzbad lassen Sie sich zunächst ein ganz normales Vollbad ein, die günstigste Temperatur liegt hier bei 35 °C. Statt eines anderen Badezusatzes geben Sie dann ein Gewürzwasser zu. Dies bereiten Sie zu, indem Sie einen halben Liter Wasser zum Kochen bringen, einen halben Esslöffel Gewürz zugeben und das Ganze einige Minuten ziehen lassen. Diese Mischung gießen Sie dann durch einen Filter ins Badewasser. Nun können Sie Ihr Bad genießen, aber am besten nicht länger als 25 Minuten.

Umschlag

Für einen Umschlag benötigen Sie ein feuchtes Leinentuch, das Sie dann mit Gewürzwasser tränken. Dafür bringen Sie einen Liter Wasser zum Kochen, geben einen halben Esslöffel Gewürz zu und lassen das Ganze fünf Minuten lang ziehen, aber nicht mehr kochen. Dann seihen Sie die festen Teile durch ein Sieb ab. Legen Sie das mit Gewürzwasser getränkte Leinentuch auf die betroffene Körperstelle, decken Sie es mit einem trockenen Leinentuch ab und geben Sie noch eine Wolldecke darüber. Umschläge können sowohl warm als auch kalt sein – für welche Art Sie sich entscheiden, hängt von der Krankheit ab, die Sie behandeln wollen. Kalte Umschläge können Sie etwa 30 bis 40 Minuten einwirken lassen und nicht öfter als zweimal täglich anwenden. Warme Umschläge sollten Sie nur etwa 20 bis 30 Minuten einwirken lassen, dafür dürfen Sie sie bis zu dreimal täglich anwenden. Achten Sie dabei auch darauf, dass das Wasser nicht mehr so heiß ist, dass Sie sich verbrennen.

Gewürzinhalation

Wer eine Gewürzinhalation durchführen möchte, füllt eine Schüssel mit kochendem Wasser, gibt zwei bis drei Teelöffel Gewürz zu und beugt sich dann über die Schüssel, um die Dämpfe einzuatmen. Halten Sie dabei so viel Abstand zur Schüssel, dass Sie sich an den Dämpfen nicht verbrennen, und schließen Sie beim Inhalieren die Augen.

Produkte aus der Apotheke

Ein bekanntes Chili-Produkt aus der Apotheke kennen Sie alle: das ABC-Pflaster, das bei Rückenschmerzen, Hexenschuss, Ischias oder Verspannungen Linderung verspricht. Zu verdanken hat es seine schmerzstillende Wirkung der »C«-Komponente im »ABC«, die in diesem Fall allerdings nicht für Chili, sondern für Cayenne steht. Das »A« und das »B« weisen hier auf die Wirkstoffe Arnika bzw. Belladonna (Tollkirsche) hin, doch diese beiden werden heute nicht mehr verwendet. Entwickelt wurde das ABC-Pflaster bereits 1928, auch heute noch ist es aus dem Sortiment von Apotheken und Drogeriemärkten nicht wegzudenken. Seine Wirkung ist denkbar einfach: Das in Cayenne enthaltene Capsaicin schaltet den Schmerzbotenstoff aus und erzeugt durch die stärkere Durchblutung Wärme. So entkrampfen sich die Muskeln und der Schmerz lässt nach. In vielen Salben, die bei arthritischen Beschwerden, rheumatischen

Muskelschmerzen oder Ischias eingesetzt werden, ist ebenfalls Capsaicin enthalten.

Auch die Wirkung von Capsaicin gegen Halsschmerzen haben sich die Arzneimittelhersteller zunutze gemacht: So enthält das Hustenbonbon »Fisherman's Friend« in der Variante »extra stark« neben den bewährten Zutaten Menthol und Eukalyptus auch Paprika-Extrakt.

Mit Chili und Pfeffer gegen Bakterien

Doch nicht nur als Heilmittel gegen allerlei Beschwerden werden die Scharfmacher Chili und Pfeffer gerne eingesetzt – man macht sich ihre antimikrobielle Wirkung auch auf andere Weise zunutze. Da Chili und Pfeffer das Wachstum von Bakterien hemmen, eignen sie sich auch hervorragend, um Lebensmittel zu konservieren. So sind gepfefferte Speisen länger haltbar als Speisen ohne Pfeffer, und es ist kein Zufall, dass scharfe Speisen gerade in südlichen Ländern so populär sind. Wegen der Hitze verderben Speisen dort ohnehin schneller – mit scharfen Gewürzen kann man hier also Lebensmittelvergiftungen vorbeugen.

Unerwünschte Nebenwirkungen und wie Sie sie vermeiden

So gesund Chili und Pfeffer auch sein mögen, es gibt einige Fälle, in denen Sie die Scharfmacher lieber meiden sollten. Das gilt vor allem natürlich dann, wenn Sie scharfes Essen ohnehin schlecht vertragen, denn dann werden Ihnen Chili und Pfeffer auch als Heilmittel nicht viel helfen. Wer an Verdauungsbeschwerden mit Magenschmerzen leidet, sollte auf scharfe Gewürze verzichten, da diese die Schleimhäute von Magen und Darm angreifen können, wenn sie nicht richtig dosiert werden.

Falls Ihr Tee oder Ihr Gewürzsud unabsichtlich zu scharf geraten sind, können Sie die Tipps aus der Einführung zu den Rezepten anwenden.

Generell gilt, dass beim Umgang mit Gewürzen als Heilmittel viel Behutsamkeit und Vorsicht angebracht ist, auch gerade bei Chili und Pfeffer.

Achtung

Wie jedes Gemüse sollten Sie auch Chilis vor der Verwendung abwaschen und trockentupfen. Vor allem bei den scharfen Sorten sollten Sie darauf achten, dass kein Saft in Ihre Augen gelangt. Zum Verarbeiten ziehen Sie am besten Gummi- oder Einweghandschuhe an, denn der Saft kann noch sehr lange an den Händen haften. Wer auf Handschuhe verzichtet, sollte sich nach getaner Arbeit gründlich die Hände waschen und längere Zeit nicht an empfindliche Körperteile fassen. Noch besser als Waschen mit Wasser ist eine Reinigung mit Zitronensaft. Gelangt Saft trotz aller Vorsicht in die Augen, so spülen Sie diese mit Wasser aus und kühlen sie, falls nötig, mit Eiswürfeln.

Wer kleine Kinder hat, sollte Chilis, Pfeffer und scharfe Saucen so aufbewahren, dass der Nachwuchs diese nicht erreichen kann.

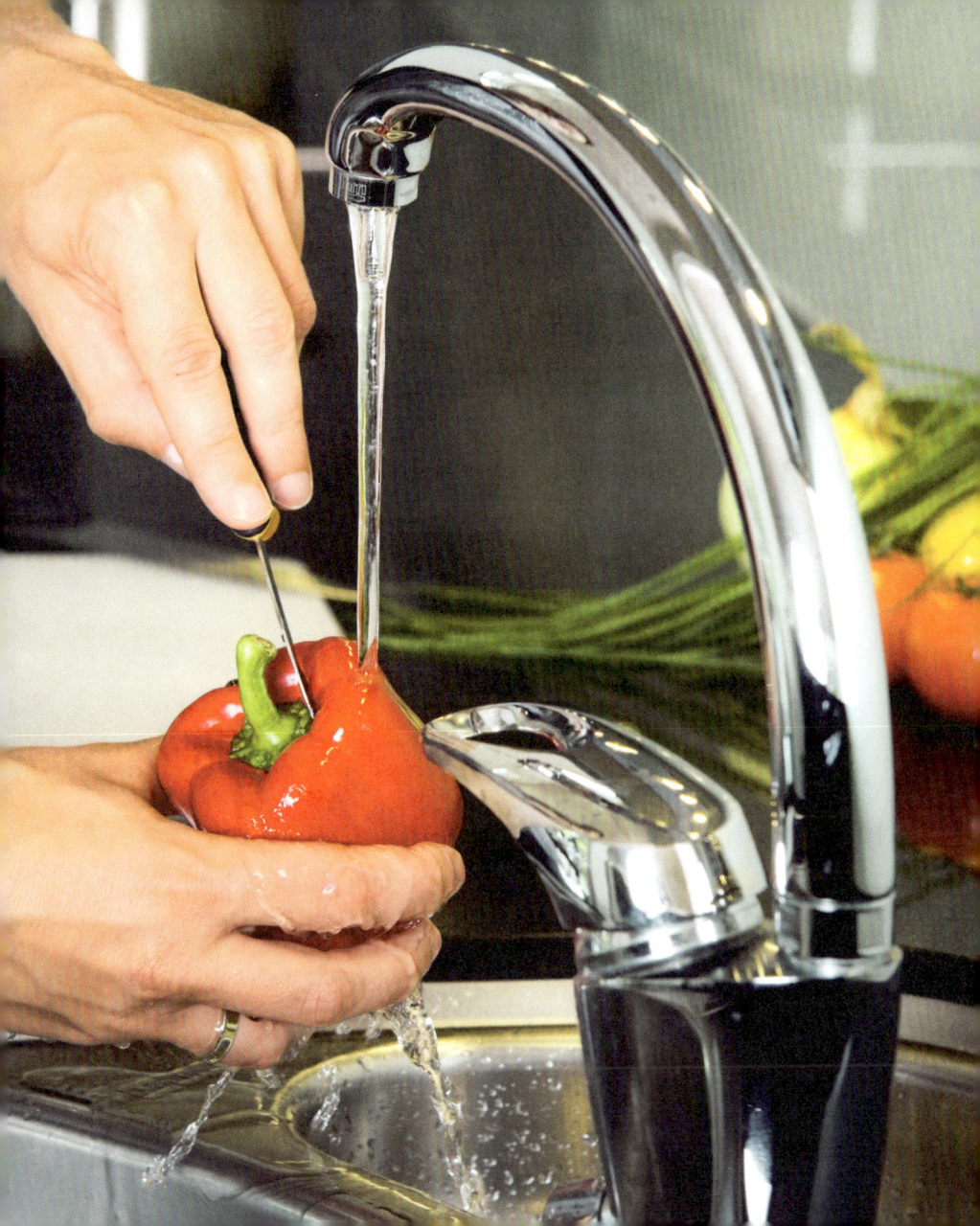

Krankheiten und Symptome, die sich mit Chili und Pfeffer positiv beeinflussen oder heilen lassen

Pfeffer und Chili verleihen nicht nur den verschiedensten Gerichten eine besondere Geschmacksnote, sondern sie wirken sich auch positiv auf unsere Gesundheit aus. Naturmediziner haben herausgefunden, dass die scharfen Köstlichkeiten gegen eine ganze Reihe von Beschwerden helfen und so gezielt eingesetzt werden können.

Schon seit Jahrhunderten kennt die Naturmedizin die lindernde Wirkung von Chili-Extrakten bei Rheumatismus oder Rückenschmerzen – und auch heute noch sind in Apotheken und Drogeriemärkten Salben oder Pflaster mit Cayennepfeffer zu erhalten. Doch die Schärfe von Chili oder Pfeffer hilft noch gegen eine ganze Reihe anderer Beschwerden.

Wie Chili und Pfeffer auf einzelne Beschwerden oder Krankheiten wirken, erfahren Sie in den folgenden Abschnitten. Dabei genügt es häufig schon, seine Speisen einfach nur mit den scharfen Köstlichkeiten zu würzen, doch natürlich können Sie diese auch als Gewürzsud, Tee oder Bad gezielt gegen bestimmte Symptome einsetzen. Die Zutaten für die Anwendungen in der Heilkunde erhalten Sie teilweise im Supermarkt, aber auch in Kräuterhäusern, im Reformhaus, in Biomärkten oder in der Apotheke.

Zu Ihrer Sicherheit möchten wir erwähnen, dass ein Arztbesuch in einigen Fällen unerlässlich ist, auch wenn die Naturheilmittel selbst nur selten Schaden anrichten. Dazu gehören die folgenden Situationen:

- Nach drei bis vier Tagen tritt noch keine Besserung ein.
- Sie bekommen plötzlich hohes Fieber.
- Sie leiden unter starken Schmerzen.
- Herz- oder Kreislaufbeschwerden treten auf.
- Die Beschwerden treten erneut auf, sobald Sie die Heilbehandlung absetzen.
- Plötzlich treten Nebenwirkungen wie Kopfschmerzen, Übelkeit, Durchfall, Hautreaktionen oder Schleimhautveränderungen auf.

Bei den folgenden Symptomen/Krankheitsbildern können Sie versuchen, Chili-Anwendungen und/oder Pfeffer-Anwendungen heilend oder lindernd einzusetzen.

Appetitlosigkeit

Der Mangel an Appetit kann eine ganze Reihe von körperlichen oder seelischen Ursachen haben. Dass einem kurzzeitig das Essen nicht so recht schmecken will, ist nicht weiter problematisch, doch wenn die Appetitlosigkeit länger anhält und es deswegen zu einem Gewichtsverlust kommt, sollten Sie einen Arzt hinzuziehen. Die häufigsten Auslöser für Appetitlosigkeit sind psychische Probleme, wie zum Beispiel Stress oder Liebeskummer, oder Erkrankungen des Magen-Darm-Trakts. Sowohl Chili als auch Pfeffer haben eine appetitanregende Wirkung – vielleicht würzen Sie Ihre Mahlzeiten einfach einmal etwas schärfer?

*Krankheiten und Symptome, die
sich mit Chili und Pfeffer positiv
beeinflussen oder heilen lassen*

Arthritis

Unter Arthritis versteht man die Entzündung eines oder mehrerer Gelenke, die fast immer mit Schwellungen und Schmerzen, manchmal auch mit Fieber verbunden ist.

Arthritische Gelenkentzündungen werden durch einen Gewürzsud aus grob zerstoßenen Pfefferkörnern, gemahlenen Senfkörnern und gemahlenen Mohnsamen gelindert. Mischen Sie diese Gewürze im Verhältnis 3:1:2 und bereiten Sie daraus einen Gewürzsud (siehe Seite 54) zu. Von diesem nehmen Sie dreimal täglich je zwei Esslöffel ein.

Zusätzlich können Sie die schmerzenden Stellen zweimal täglich mit einem Gewürzöl einreiben, das Sie aus einem Esslöffel Haselnuss- oder Mandelöl und einem halben Teelöffel Gewürzmischung aus Knoblauch, gemahlenen Mohnsamen und gemahlenen Pfefferkörnern im Verhältnis 2:1:1 herstellen.

Asthma

Asthma oder *Asthma bronchiale* ist eine Erkrankung der Atemwege, die zu Kurzatmigkeit, schnellen Atemzügen und anfallsweiser Atemnot führen kann. Häufig wird die Krankheit durch Allergien ausgelöst, doch auch genetische Anlagen, ein geschwächtes Immunsystem und vor allem auch psychische Faktoren können das Entstehen dieser Krankheit begünstigen. Wer unter Asthmaanfällen leidet, sollte sich immer in ärztliche Behandlung begeben. Zusätzlich können Sie mit Entspannungsübungen wie Autogenem Training oder Yoga zur Linderung Ihrer Symptome beitragen. Auch die krampflösende Wirkung von Pfeffer können Sie sich zunutze machen – zum Beispiel mit einem Tee aus je einem Teil Anis, Pfefferkörner und Gewürznelke, die Sie im Mörser zerstoßen. Von dieser Mischung nehmen Sie einen Teelöffel. Lassen Sie den Tee zehn Minuten ziehen und trinken Sie ihn vor dem Schlafengehen.

Blutdruck, hoher

Von einem hohen Blutdruck (Hypertonie) spricht man, wenn der arterielle Druck über 120/80 mmHg liegt, zu Beschwerden führt er jedoch erst, wenn er deutlich über diesem Normalwert liegt. Dann können Unruhe, Schlaflosigkeit, Herzklopfen oder Kopfschmerzen auftreten. Gefährlich wird hoher Blutdruck vor allem dann, wenn die Werte chronisch zu hoch sind. Die Folgen können Herz- oder Gefäßleiden, Nieren- und Augenerkrankungen oder auch Hirnschläge sein. Wer zu hohem Blutdruck neigt, sollte diesen daher unbedingt regelmäßig kontrollieren und von einem Arzt überwachen lassen. Auslöser für hohen Blutdruck kann eine ganze Reihe von Faktoren sein. Dazu gehören zum einen organische Ursachen wie Nieren- oder Herzerkrankungen, zum anderen aber auch übermäßiger Genuss von Nikotin, Alkohol oder Kaffee, Übergewicht, Bewegungsmangel oder Stress. Auch als Nebenwirkung von Medikamenten kann hoher Blutdruck auftreten.

Wer seinen Blutdruck senken möchte, kann dies mit dem folgenden Gewürzsud versuchen: Mischen Sie Paprikapulver, frisch gemahlene Pimentkörner und Knoblauch im Verhältnis 2:2:1 und bereiten Sie daraus einen Gewürzsud (siehe Seite 54). Von diesem nehmen Sie viermal täglich je einen Esslöffel, und zwar über einen Zeitraum von zwei Monaten. Zusätzlich kann ein Gewürzbad (siehe Seite 57) helfen. Dazu bereiten Sie einen Badezusatz aus einem Teil Selleriesamen, einem Teil Paprikapulver und zwei Teilen Pimentkörnern.

Blutdruck, niedriger

Von niedrigem Blutdruck (Hypotonie) spricht man, wenn der arterielle Druck unter 100/60 mmHg bei Frauen bzw. unter 110/70 mmHg bei Männern liegt. Im Gegensatz zum hohen Blutdruck ist er relativ ungefährlich, doch kann auch er gesundheitliche Folgen wie Schwindel, Kopfschmerzen, Sehstörungen, Erschöpfung oder Konzentrationsstörungen haben. Auslöser sind oftmals Infektionskrankheiten oder neurologische Erkrankungen. Auch die Veranlagung kann hier eine Rolle spielen: So leiden zum Beispiel jüngere, schlanke und kleine Frauen häufig unter einem zu niedrigen Blutdruck. Nicht nur sie können mit einem Gewürzsud aus Paprika, Pfefferkörnern, getrockneten Chilischoten und Galgant (alles frisch gemahlen) ihren Blutdruck ein wenig in die Höhe treiben. Mischen Sie diese Gewürze im Verhältnis 1:1:1:2 und nehmen Sie dreimal täglich je zwei Esslöffel von diesem Sud zu sich.

Auch eine Gewürzmilch (siehe Seite 56) aus zwei Teilen Zimt (fein gemahlen), einem Teil Paprikapulver und einem Teil Pfefferkörnern (ebenfalls fein gemahlen) kann Ihrem Blutdruck auf die Sprünge helfen.

*Krankheiten und Symptome, die
sich mit Chili und Pfeffer positiv
beeinflussen oder heilen lassen*

Bronchitis

Nicht ganz so harmlos wie eine normale Erkältung ist eine Bronchitis, eine Infektion der Atemwege, die oft mit Fieber einhergeht. Die Erkrankten leiden dabei an starken und schmerzhaften Hustenanfällen. Hier ist Vorsicht angebracht, denn diese Erkrankung kann sich zu einer Lungenentzündung entwickeln, die lebensbedrohlich werden kann. Bei akuter Bronchitis verschafft ein Gewürztee (siehe Seite 56) aus einem Teil Kreuzkümmel, einem Teil Pfefferkörner und zwei Teilen Anis, die Sie im Mörser zerstoßen, Linderung. Trinken Sie mindestens einmal pro Tag eine Tasse von diesem Tee.

Auch ein Gewürzsud (siehe Seite 54) aus gemahlenen Senf- und Pfefferkörnern, Muskatnuss und Anis im Verhältnis 1:2:2:1 kann hier helfen. Nehmen Sie davon dreimal täglich je drei Esslöffel ein.

Darmkrämpfe

Darmkrämpfe können eine ganze Reihe von Ursachen haben. Sie können zum Beispiel auftreten, wenn Sie verdorbene oder ungewohnte Nahrung zu sich genommen haben oder unter einer Lebensmittelallergie leiden. Auch Unruhe, Sorgen oder Stress können zu diesen Verdauungsstörungen führen. Wenn die Darmkrämpfe länger anhalten oder wenn Sie den Verdacht haben, dass eine Vergiftung (zum Beispiel mit Pilzen) hinter Ihren Beschwerden steckt, so sollten Sie unbedingt einen Arzt zu Rate ziehen. Wer seiner Verdauung etwas Gutes tun möchte, kann die verdauungsfördernde Wirkung von Chili und Pfeffer nutzen. Wenn Sie Ihren Mahlzeiten etwas Schärfe verleihen, werden diese besser verträglich.

Durchblutungsstörungen

Durchblutungsstörungen sind heute die Volkskrankheit Nummer eins in den Industrienationen. Doch die Versorgung unserer Organe mit Sauerstoff – und damit mit Blut – ist lebensnotwendig, damit die Organe richtig funktionieren können. Ist die Sauerstoffversorgung gestört, kann es zu einer Vielzahl von schweren und sogar lebensgefährlichen Erkrankungen kommen, darunter Herzinfarkt oder Schlaganfall. Das Risiko für Durchblutungsstörungen steigt mit zunehmendem Alter, auch Rauchen, Bluthochdruck, Übergewicht oder Krankheiten wie *Diabetes mellitus* können Gefäßerkrankungen auslösen. Vorbeugen können Sie, indem Sie diese Risikofaktoren vermeiden und sich viel bewegen, um für eine bessere Durchblutung zu sorgen.

Auch scharfe Speisen regen die Durchblutung an. Dazu tragen besonders die Flavonoide bei: sekundäre Pflanzenstoffe, die vor allem in Chilis und Paprika enthalten sind und unter anderem durchblutungsfördernd wirken. Regelmäßiges scharfes Essen sorgt also für eine bessere Durchblutung unseres Körpers und kann so Migräne, Thrombose und Arteriosklerose vorbeugen sowie ganz allgemein Herz und Kreislauf stärken.

Entzündungen

Eine Entzündung ist die Reaktion des menschlichen Körpers auf einen Reiz, der für den Körper schädlich ist. Solche Reize können zum Beispiel Verletzungen, Bakterien und Viren, entgleiste Enzyme oder Allergene sein. Der Körper versucht nun, diese schädlichen Reize zu bekämpfen und zu entfernen und reagiert darauf mit einer Entzündung. Zeichen für eine Entzündung sind eine Rötung und Überwärmung der betroffenen Stelle, die anschwillt und schmerzt. Auch ihre Funktion ist eingeschränkt. In der Regel wird eine Entzündung von Fieber und einem allgemeinen Krankheitsgefühl begleitet, bei einer Blutuntersuchung lässt sie sich am starken Anstieg oder Abfall der weißen Blutkörperchen (Leukozyten) erkennen. Mit kleineren Entzündungen kann der menschliche Körper noch selbst fertig werden, bei schweren Entzündungen dagegen ist ärztliche Hilfe jedoch unbedingt nötig oder sogar lebenswichtig (Blinddarmentzündung).

Auch mit Chili und Pfeffer kann man (leichten) Entzündungen zu Leibe rücken – dazu trägt gleich eine ganze Reihe von Wirkstoffen bei: Karotinoide als Vorstufe des Vitamin A schützen unseren Körper vor Infektionen, Flavonoide wirken ebenfalls vorbeugend und entzündungshemmend.

Erkältungen

Im Frühjahr und Herbst ist Erkältungssaison. Alles schnieft und hustet – hat es auch Sie erwischt? Die Nase läuft, die Nasenschleimhaut ist ge-

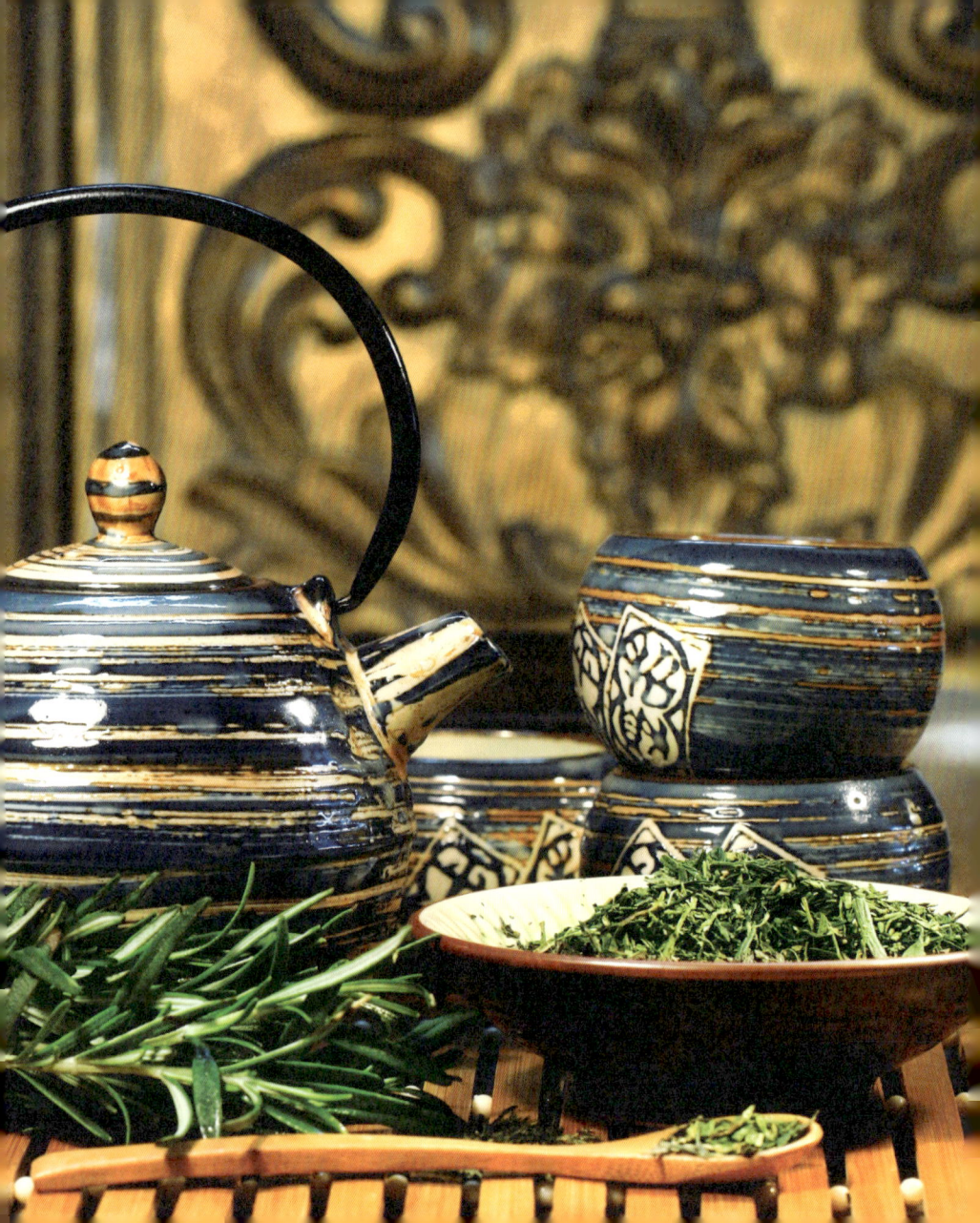

schwollen – mit anderen Worten: Sie haben die Nase voll und sollten jetzt einfach einmal ein paar Tage kürzer treten. Meist werden Erkältungen durch Viren ausgelöst, sind jedoch in der Regel harmlos und gehen nach ein paar Tagen von selbst wieder vorbei. Durch Infektionen der Nasennebenhöhlen kann es jedoch auch zu Nebenhöhlenentzündungen kommen – dann dauert der Schnupfen oft wesentlich länger.

Bei einer Erkältung können Sie Ihre Beschwerden ein wenig lindern, wenn Sie eine heiße Gemüsesuppe oder Bouillon mit reichlich Cayennepfeffer würzen und sich dann zum Schwitzen ins Bett legen. Auch eine gemüsereiche Hühnersuppe mit roten Paprika hilft Ihnen schnell wieder auf die Beine.

Wer die Nase voll hat und seinen Schnupfen bekämpfen möchte, sollte es auch einmal mit Chili versuchen. Abhilfe verschafft unter anderem ein Gewürzsud (siehe Seite 54) aus Liebstöckelwurzel, Senfsamen, Chilischoten und Anis (alles frisch gemahlen) im Verhältnis 2:1:1:1. Davon nehmen Sie dreimal täglich je einen Esslöffel. Inhalationen mit zwei Teilen Thymiankraut, einem Teil Ingwerwurzel und einem Teil getrockneter Chilischote (alles frisch gemahlen bzw. geschnitten oder gerieben) sorgen ebenfalls für eine freie Nase.

Erschöpfung

Erschöpfung kann zum einen als Begleiterscheinung zahlreicher Krankheiten auftreten, zum anderen aber auch durch seelische Ursachen hervorgerufen werden. Wenn unser Immunsystem gegen Bakterien und

71

Viren kämpft, ist es ganz normal, dass wir müde und erschöpft sind – daher sollten wir uns bei körperlichen Erkrankungen immer schonen und eventuell auch Bettruhe einhalten. Wenn wir unter Stress leiden und uns überlastet fühlen, reagiert auch unser Körper entsprechend: Wir fühlen uns ausgelaugt und erschöpft und würden am liebsten den ganzen Tag im Bett bleiben. Bei chronischer Erschöpfung ist es daher dringend angeraten, sich ausreichend Erholung zu gönnen und sein Leben so umzugestalten, dass wir Stress vermeiden oder besser abbauen können.

Egal, ob Ihre Erschöpfung als Begleiterscheinung einer organischen Krankheit auftritt oder seelische Ursachen hat: Es gibt Gewürze, mithilfe derer Sie Ihre seelische Verfassung stärken können – und Chili ist eines davon. Probieren Sie es doch einmal mit einem Gewürzsud (siehe Seite 54) aus gemahlenen Chilis, Selleriesamen, Safran und Anis. Mischen Sie dazu die Gewürze im Verhältnis 2:2:1:1 und nehmen Sie dreimal täglich je zwei Esslöffel von diesem Sud zu sich.

Fieber

Fieber ist eigentlich ein gutes Zeichen, denn es zeigt, dass unser Körper den Kampf gegen Bakterien und Krankheitserreger aufgenommen hat und alles dafür tut, um unsere Gesundheit wiederherzustellen. Deshalb sollte man Fieber – solange es nicht zu hoch wird – möglichst nicht mit Medikamenten bekämpfen.

Den Kampf des Körpers gegen Krankheitserreger können Sie mit dem folgenden Gewürzsud unterstützen: Mischen Sie Chilischoten, Liebstöckelwurzel, Dillsamen und Salbeiblätter – alles getrocknet und frisch gemahlen – im Verhältnis 2:2:1:1 und bereiten Sie daraus einen Gewürzsud zu (siehe Seite 54) . Von diesem nehmen Sie nun dreimal täglich einen Esslöffel zu sich.

Auch ein Sud aus Cayennepfeffer hilft bei Fieber. Dazu benötigen Sie ein großes Stück Ingwerwurzel, eine Prise Cayennepfeffer, einen halben Teelöffel Honig und den Saft einer halben Zitrone. Schälen Sie die Ingwerwurzel und kochen Sie sie etwa drei Minuten in 250 Millilitern Wasser. Geben Sie dann Cayennepfeffer, Honig und Zitronensaft zu und trinken Sie den Sud heiß.

Das Fieber senken können Sie mithilfe von kalten Wadenwickeln. Für die Umschläge brauchen Sie frisch gemahlene Liebstöckelwurzel, Dillsamen und Pfefferkörner im Verhältnis 2:1:1. Legen Sie dann die Umschläge 20 Minuten lang auf.

Achtung: Wer Fieber hat, sollte unbedingt Bettruhe einhalten!

Halsschmerzen

Halsschmerzen sind nicht gleich Halsschmerzen, denn man muss hier zwischen einer Halsentzündung und einer Mandelentzündung unterscheiden. Bei einer Halsentzündung ist die Rachenschleimhaut entzündet, die Folge sind Schluckbeschwerden und Schmerzen. Häufig tritt eine Halsentzündung bei einer Erkältung oder Grippe auf und kann auch mit Fieber einhergehen.

Auch eine Mandelentzündung (*Angina tonsillaris*) kann zusammen mit einer Erkältung auftreten. Hier sind allerdings die Gaumenmandeln entzündet, was zu starken Halsschmerzen und Schluckbeschwerden führt. Die pharmazeutische Forschung hat sich hier die schmerzlindernde Wirkung von Chilis zunutze gemacht: So ist in manchen Halsbonbons Paprika-Extrakt enthalten und auch Pfeffer kann gegen Halsschmerzen und leichtes Fieber helfen, zum Beispiel in Form eines Gewürzsudes (siehe Seite 54) aus Süßholzwurzel, Liebstöckelwurzel, Mohnsamen und Pfefferkörnern (alles frisch gemahlen) im Verhältnis 2:1:1:1. Davon sollten Sie dreimal täglich drei Esslöffel einnehmen. Auch ein Gewürztee (siehe Seite 56) aus einem Teil Liebstöckelwurzel, einem Teil Salbeiblättern und einem Teil Paprikagewürz (alles frisch gemahlen) kann die Schmerzen im Hals lindern. Trinken Sie vor dem Schlafengehen eine große Tasse davon.

Immunsystem, schwaches

Das Immunsystem schützt den menschlichen Körper vor Krankheitserregern, indem es fremde Substanzen, die in den Körper eingedrungen sind (zum Beispiel Bakterien und Viren), entfernt oder fehlerhaft gewordene körpereigene Zellen zerstört. Ein kräftiges Immunsystem schützt den Menschen also vor Krankheiten – wenn das Immunsystem geschwächt ist und seine Aufgaben nicht optimal erfüllen kann, steigt das Risiko, sich eine mehr oder weniger schwere Krankheit zuzuziehen. Bei seinem Kampf gegen die unterschiedlichsten Erreger können Sie Ihr Immunsystem unterstützen, zum Beispiel indem Sie sich ausgewogen er-

*»A chili a day keeps the doctor away.« –
hier gibt es Chilis für viele Jahre.*

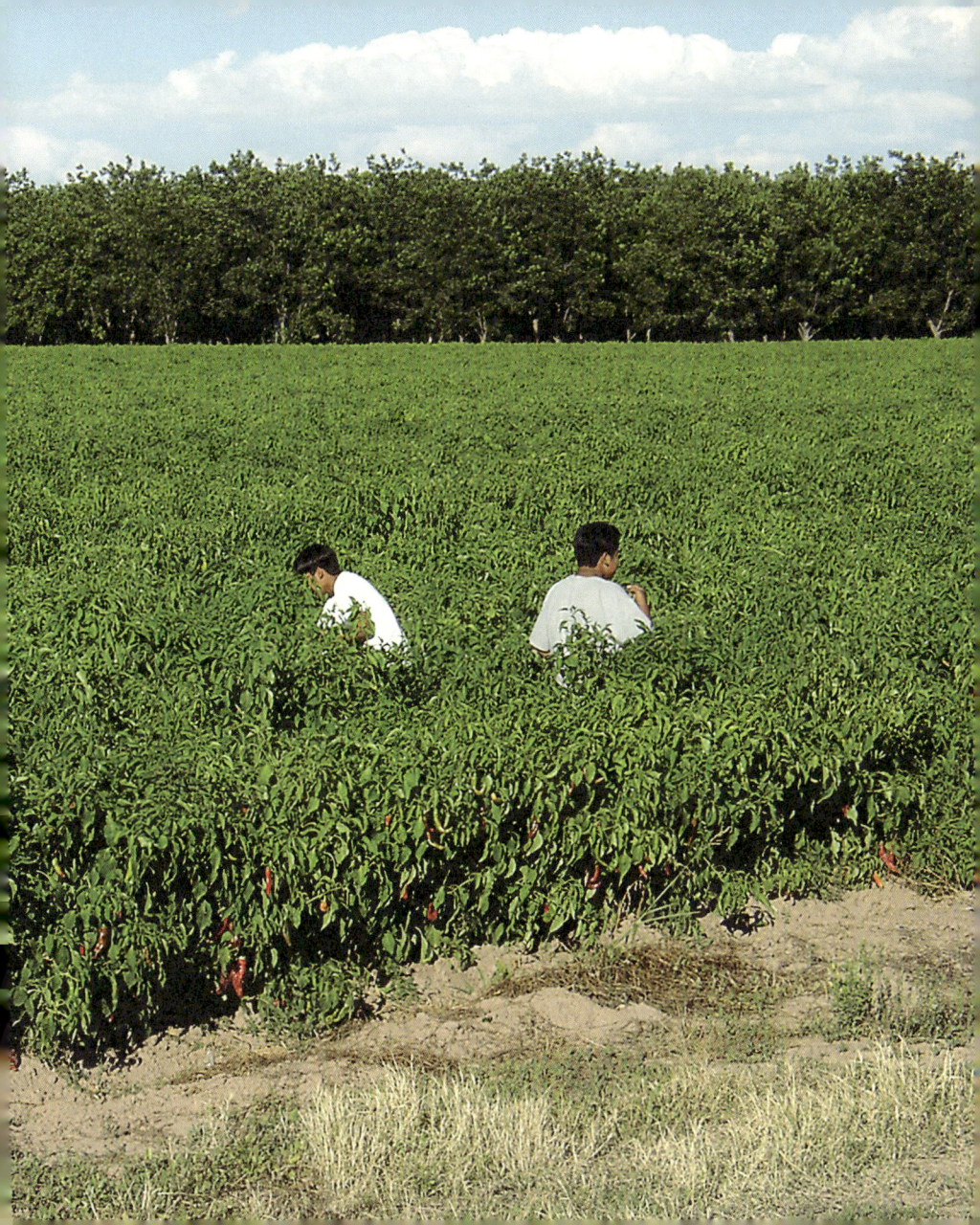

nähren, Ihrem Körper ausreichend Schlaf gönnen und Stress weitestgehend vermeiden.

Zu einer ausgewogenen Ernährung gehört auch die Versorgung des Körpers mit Vitaminen und Mineralstoffen, und wie bereits im vorigen Kapitel erwähnt, enthalten Chilis etwa dreimal so viel Vitamin C wie Zitrusfrüchte und sind daher hervorragend in der Lage, unser Immunsystem und damit unsere Abwehrkräfte zu stärken. Auch Flavonoide, die in den Chilis enthalten sind, wirken positiv auf unser Immunsystem. Das alte englische Sprichwort »An apple a day keeps the doctor away« könnte man also auch ganz einfach umformulieren: »A chili a day keeps the doctor away.«

Kopfschmerzen und Migräne

Für Kopfschmerzen gibt es eine ganze Reihe von Ursachen. So können Sie im Zusammenhang mit anderen Krankheiten wie zum Beispiel Grippe oder Erkältungen auftreten, aber auch Folgen von Anspannungen und Verspannungen sein. Oft werden sie durch eine fehlerhafte Haltung der Wirbelsäule ausgelöst, doch am häufigsten stecken seelische Ursachen hinter den Schmerzen: Ängste oder Aggressionen können dazu führen, dass uns der Schädel brummt, weil wir uns wieder einmal über etwas »den Kopf zerbrechen«. Auch Wettereinflüsse können diese Schmerzen noch verstärken.

Migräne ist eine besonders unangenehme Form von Kopfschmerzen, unter der vor allem Frauen leiden. Sie tritt anfallsweise auf und geht mit starken Kopfschmerzen (meist nur auf einer Seite des Kopfes), Lichtempfindlichkeit und Erbrechen einher. Ein häufiger Auslöser für Migräne ist Stress – vor allem, wenn er plötzlich nachlässt, zum Beispiel am Wochenende oder zu Beginn eines Urlaubs. Dies liegt daran, dass die Blutgefäße im Gehirn durch dauerhaften Stress verengt sind. Lässt der Stress nun plötzlich nach, weiten sich diese Blutgefäße wieder – die Folge sind starke Kopfschmerzen. Sowohl gegen »einfache« Kopfschmerzen als auch gegen Migräne hat sich Pfeffer als ein bewährtes Hausmittel erwiesen.

Gegen akute Kopfschmerzen kann ein Tee aus zwei Teilen Salbeiblättern und einem Teil Pfefferkörner helfen. Auch ein Gewürzbad (siehe Seite 57) kann Linderung verschaffen. Geben Sie dazu Mohnsamen, Pfefferkörner, zerbröckelten Zimt und Selleriesamen im Verhältnis 2:1:1:1 ins Badewasser.

Wer häufig unter Migräne leidet, sollte es einmal mit einem Gewürzsud (siehe Seite 54) aus zwei Teilen Mohnsamen, einem Teil Pfefferkörnern, einem Teil Dillsamen und einem Teil Salbeiblättern (alles frisch gemahlen) versuchen. Nehmen Sie davon zweimal täglich je drei Esslöffel zu sich.

Kreislaufschwäche

Ein schwacher Kreislauf ist eine häufige Folge eines niedrigen Blutdrucks, doch können auch Erkrankungen wie Erkältungen oder Grippe den Kreislauf schwächen. Häufig geht eine Kreislaufschwäche mit Schwindelgefühlen einher. Leiden Sie sehr häufig an diesen Symptomen, sollten Sie unbedingt einen Arzt zu Rate ziehen, um schwerere Erkrankungen auszuschließen. Wer sich dagegen nur hin und wieder etwas schlapp fühlt, kann seinen Kreislauf mit einem Gewürzsud (siehe Seite 54) mit Chili wieder in Schwung bringen. Mischen Sie dazu Chilisamen, Safran, Galgant und Zimt (alles frisch gemahlen) im Verhältnis 2:1:1:1. Nehmen Sie davon dreimal täglich je einen Esslöffel ein.

Liebeslust, fehlende

Wollen Sie Ihrem Liebesleben ein wenig auf die Sprünge helfen? Auch hier hilft ein Griff zu den kleinen »Scharfmachern«! Die in Chilis enthaltene Schärfe fördert nämlich die Ausschüttung von Glückshormonen und die Durchblutung – auch an den Stellen, auf die es ankommt. Wie wäre es zum Beispiel mit einer Schokolade mit Chilikomponente? Dazu müssen Sie heute nicht einmal mehr extra in den Schokoladenladen gehen – auch große Hersteller bieten mittlerweile Schokolade mit dem gewissen Extra an, die Sie ganz einfach im Supermarkt kaufen können. Sie können Ihren Liebsten oder Ihre Liebste aber auch mit einem speziellen Liebestrank überraschen. Für dieses wirklich »heiße« Getränk benötigen Sie pro Tasse einen Teelöffel echten Kakao, ein bis zwei Teelöffel Zucker oder Honig, Milch, Vanille, Zimt und Cayennepfeffer. Rühren Sie den Kakao, den Zucker oder Honig mit etwas Milch glatt und gießen Sie das Ganze unter Rühren mit heißer Milch auf. Würzen Sie das Getränk dann mit Vanille, Zimt und Cayennepfeffer. Na, spüren Sie die feurige Wirkung?

Potenzstörungen

In den meisten Fällen stecken psychische Ursachen hinter Potenzstörungen, zum Beispiel ein gemindertes sexuelles Verlangen, Ängste, ein Mangel an Selbstvertrauen oder Probleme mit dem Partner. Auch Stress kann dazu führen, dass im Bett nur noch selten etwas läuft. Hier ist es immer wichtig, den Ursachen für die Potenzstörungen auf den Grund zu gehen und diese zu behandeln, doch zusätzlich können Betroffene auch mit Chilis ihr seelisches Wohlbefinden steigern, zum Beispiel mit einem Gewürzsud (siehe Seite 54). Bereiten Sie diesen aus zwei Teilen Chilischoten und jeweils einem Teil Muskatnuss, Safran, Selleriesamen und Koriandersamen (alles frisch gemahlen). Nehmen Sie davon dreimal täglich einen Esslöffel ein, und zwar über einen Zeitraum von mehreren Wochen.

Prellungen

Eine Prellung wird durch Gewalt von außen ausgelöst, Hautverletzungen sind dabei jedoch nicht sichtbar. Häufig kommt es dabei zu einem Bluterguss, wenn aus beschädigten Kapillaren Blut austritt. Je nachdem, welcher Körperteil betroffen ist und wie stark die Prellung ist, kann eine Prellung vorübergehend (oder sogar bleibend) die Funktion von Organen und Körperteilen beeinträchtigen. Auch kann eine Prellung sehr schmerzhaft sein. Bei leichten Prellungen kann ein Hautöl mit Cayennepfeffer Linderung verschaffen, das Sie aus einem Esslöffel Pflanzenöl

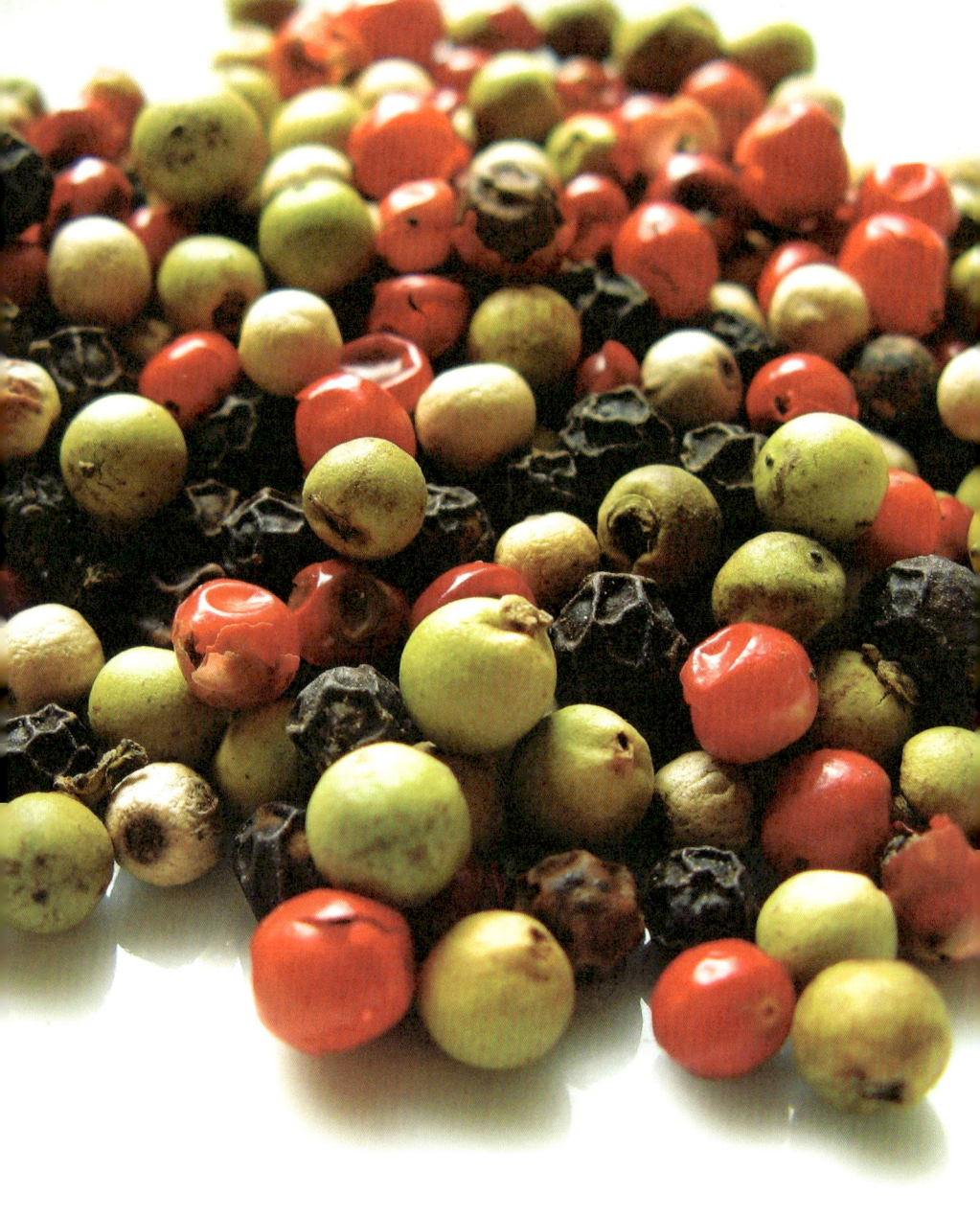

und einem halben Teelöffel Cayennepfeffer bereiten. Kühlen Sie die betroffene Stelle zunächst mit Eis und tragen Sie das Öl dann mehrmals täglich auf, bis sich die Prellung verfärbt. Achtung: Bei Hautverletzungen oder offenen Wunden dürfen Sie dieses Hautöl nicht anwenden!

Rheuma

Mit den Begriffen »Rheuma« oder »Rheumatismus« werden mehr als hundert unterschiedliche Krankheitsformen bezeichnet. Ihnen allen ist gemeinsam, dass sie den Stütz- und Bewegungsapparat betreffen und mit ziehenden, reißenden oder fließenden Schmerzen einhergehen. Häufig ist der betroffene Körperteil auch in seiner Funktion eingeschränkt. Eine rheumatische Erkrankung ist zum Beispiel der Weichteilrheumatismus, der Muskeln, Sehnen, Bänder oder Schleimbeutel befallen kann. Ein Beispiel hierfür ist der sogenannte Tennisarm. Außerdem gibt es entzündliche Rheumaformen wie die Polyarthritis, die zu steifen Gelenken, Schmerzen in den Fingergelenken und der Halswirbelsäule oder auch Gefühllosigkeit der Finger führen kann. Weitere rheumatische Erkrankungen sind Gicht, Arthrose – eine Abnutzungserscheinung – und Arthritis (siehe hierzu unter Stichwort »Arthritis«).

Gegen Rheuma kann auch Pfeffer helfen. Wer an dieser Krankheit leidet, sollte daher einen Gewürzsud (siehe Seite 54) aus zwei Teilen Pfefferkörner und je einem Teil Ingwerwurzel, Senfsamen und Muskatnuss (alles frisch gemahlen) bereiten und davon dreimal täglich je zwei Esslöffel zu sich nehmen, und zwar mehrere Wochen lang.

Bunte Pfefferkörner – als Teil eines Gewürzsudes helfen sie auch bei Rheuma.

Rückenschmerzen

Rückenschmerzen können eine ganze Reihe verschiedener Ursachen haben – von Funktionsstörungen der Wirbelgelenke über Wirbelsäulenerkrankungen bis hin zu Bandscheibenvorfällen. Sehr häufig stecken jedoch auch psychische Probleme, Stress oder Überlastung hinter den Schmerzen, vor allem wenn diese chronisch sind. Nicht umsonst haben sich in unserem Sprachgebrauch Redewendungen wie »das hat ihm das Rückgrat gebrochen« oder »an etwas schwer zu tragen haben« eingebürgert.

Viele Salben und Wärmepflaster gegen Rückenschmerzen enthalten den Chili-Pepper-Wirkstoff Capsaicin. Dieser sorgt für Schmerzlinderung. Früher glaubte man, dass diese Wirkung allein darauf zurückzuführen sei, dass die betroffenen Körperregionen durch die Hautreizung besser durchblutet werden, doch heute weiß man, dass das Wirkungsprinzip von Capsaicin weit vielfältiger ist. So gibt es einen Botenstoff, der von Wissenschaftlern »Substanz P« genannt wird und der den Schmerz von der Stelle des Auftretens ans Gehirn weiterleitet. Fehlt die Substanz P, so wird kein Schmerz ans Gehirn gemeldet. Reibt man nun eine Körperstelle mit Capsaicin ein, so melden die Nerven einen besonders starken Schmerz an das Gehirn und schütten daher eine besonders große Menge Substanz P aus. Diesen Vorgang wiederholen sie einige Male, bis die Substanz P schließlich vorübergehend aufgebraucht ist – die Stelle wird schmerzfrei. Da die Substanz P jedoch wieder gebildet wird, ist es wichtig, regelmäßig Capsaicin auf die schmerzende Stelle aufzutragen, bis die Schmerzen schließlich ganz abklingen.

Bei leichten Schmerzen kann bereits ein scharfes Chiligericht helfen, da der Körper als Reaktion auf den Wirkstoff Capsaicin schmerzlindernde Stoffe ausschüttet.

Übergewicht

Ein paar Pfunde zu viel sind noch nicht ungesund, aber Übergewicht ist ein Risikofaktor, der das Entstehen von Krankheiten wie *Diabetes mellitus* oder Herzerkrankungen begünstigen kann. Doch was ist noch Normalgewicht und ab wann ist ein Mensch übergewichtig? Der sogenannte Broca-Index definiert das Normalgewicht als Körpergröße in Zentimetern minus 100 bei Männern bzw. als Körpergröße in Zentimetern minus 100 minus fünf Prozent bei Frauen. Ein 1,85 Meter großer Mann dürfte demnach 85 Kilogramm wiegen, eine 1,70 Meter große Frau 61,5 Kilogramm. Alles, was darüber liegt, gilt als Übergewicht. Eine weitere Methode, um zu bestimmen, ob ein Mensch normalgewichtig oder übergewichtig ist, ist der sogenannte Body-mass-Index (BMI). Hier wird das Gewicht (in Kilogramm) durch das Quadrat der Körpergröße (in Metern) geteilt. Als Normalgewicht gilt ein BMI zwischen 18 und 24,9. Werte, die unter 18 liegen, zeigen, dass ein Mensch untergewichtig ist; bei Werten über 24,9 ist eine Person als übergewichtig anzusehen. Ein Mensch, der bei einer Größe von 1,70 Metern 60 Kilogramm wiegt, hat somit einen BMI von 20,76, sein Gewicht liegt also im Normalbereich.
Übergewicht kann zwar durch Erkrankungen verursacht werden, doch in den allermeisten Fällen ist falsche Ernährung schuld an diesem Übel.

Wer dauerhaft abnehmen will, sollte daher seine Ernährung gründlich umstellen (und nicht nur kurz die neueste Diät machen). Vor allem fettreiche Produkte und »leere« Kalorien, wie sie unter anderem in Süßigkeiten und Alkohol stecken, sollten Sie von Ihrem Speiseplan streichen. Darüber hinaus können Sie Ihren Stoffwechsel mit Fatburnern, zu denen auch Chili gehört, ankurbeln. Wissenschaftler haben herausgefunden, dass die scharfen Schoten den Stoffwechsel um 25 Prozent schneller machen und so verhindern, dass sich unsere Mahlzeiten direkt auf den Hüften niederlassen. Mehr über das Abnehmen mithilfe von Chili und Pfeffer erfahren Sie im folgenden Kapitel ab Seite 86.

Zusätzlich können Sie Ihre Diät mit einem Gewürzsud (siehe Seite 54) und Gewürztee (siehe Seite 56) mit Chili-Komponente unterstützen. Für den Sud mischen Sie Anis, Knoblauch und Chilischoten (alles frisch gemahlen) im Verhältnis 2:1:1 und nehmen davon dreimal täglich je zwei Esslöffel ein. Auch ein Gewürztee aus zwei Teilen Anis und einem Teil Chili (gemischt mit etwas schwarzem Tee) wird bald die Pfunde purzeln lassen.

Verdauungsbeschwerden

Wer seine Verdauung ankurbeln möchte, würzt seine Mahlzeiten am besten mit Chilischoten oder Chilipulver. Wenn Sie dabei getrocknete Chilischoten verwenden, so sollten Sie diese vor dem Servieren aus der Mahlzeit entfernen. Für diese verdauungsfördernde Wirkung sind das Capsaicin in Chilis und das Piperin im Pfeffer verantwortlich: Sie regen die Bildung von Speichel und Verdauungssäften an und machen schwer verdauliche Speisen so leichter bekömmlich. Auch die Darmbewegungen werden durch das Capsaicin angeregt, was ebenfalls die Verdauung unterstützt.

Wollen Sie Ihrem Darm etwas auf die Sprünge helfen? Das können Sie tun mit einem Gewürzsud (siehe Seite 54) aus Paprikapulver, frisch gemahlenen Pfefferkörnern und Galgant sowie Wacholderbeeren im Verhältnis 2:1:1:1, von dem Sie dreimal täglich je zwei Esslöffel einnehmen. Auch mit einer Gewürzmilch (siehe Seite 56) aus zwei Teilen Süßholzwurzel, einem Teil Anis (beides fein gemahlen) und einem Teil Paprikapulver können Sie etwas nachhelfen.

Achtung:
Dosieren Sie Chili stets vorsichtig, denn im Übermaß genossen kann das scharfe Gewürz die Schleimhäute von Magen und Darm angreifen. Auch wenn Ihre Verdauungsbeschwerden mit Magenschmerzen einhergehen, sollten Sie auf scharfe Gewürze lieber verzichten.

Abnehmen mit Chili und Pfeffer

Chili und Paprika fördern nicht nur Ihre Gesundheit, sondern machen auch noch schlank – sie sind also wirklich ein vielseitiges Nahrungsmittel. Vor allem Paprika sind kalorienarm, enthalten jedoch gleichzeitig viele wertvolle Ballaststoffe. Wer zwischendurch Paprikaschnitze nascht, braucht also keine Angst um seine schlanke Linie zu haben. Sehr lecker schmeckt auch Paprikamark als Brotaufstrich. Wer auf Butter, Wurst oder Käse verzichtet und sich stattdessen Paprikamark aufs Brot streicht, spart sich also einiges an Kalorien!

Chilis haben darüber hinaus noch weitere interessante Wirkungen: Zum einen regen sie den Stoffwechsel an, zum anderen führen sie auch dazu, dass wir uns nach dem Essen entspannt und zufrieden fühlen. Das liegt am Capsaicin: Es lässt uns zwar zunächst heiß werden, danach stellt sich jedoch ein wohliger Entspannungseffekt ein. Chilis wirken also ähnlich wie Schokolade – mit einem entscheidenden Unterschied: Sie machen nicht dick!

Unser Energieverbrauch

Doch warum werden wir überhaupt dick? Unser Körper verbraucht Energie – bei manchen Tätigkeiten mehr, bei manchen weniger. Selbst wenn wir nur faul herumsitzen, verbrauchen wir Energie, allerdings nur sehr wenig. Die Energie, die unser Körper braucht, um überhaupt funktionieren zu können, beziehen wir aus der Nahrung. Ein Problem bekommen wir, wenn wir weniger Energie verbrauchen, als wir zu uns nehmen – wir werden dick. Unsere Vorfahren, die sich meist noch sehr viel mehr bewegten als wir und sich außerdem weniger fettreich ernährten, hatten dieses Problem noch nicht. Sie blieben meist bis ins hohe Alter schlank.

Die beste Möglichkeit, um Energie und Kalorien zu verbrauchen, ist ein aktiver Lebensstil, gepaart mit einer gesunden Ernährung, die dem Körper gar nicht erst ein Übermaß an Kalorien zuführt. Doch es gibt noch einen weiteren Faktor der Energieverbrennung: die sogenannte nahrungsinduzierte Thermogenese. Sie entsteht durch die Verdauung; erst danach kann der Körper aus der Nahrung Enzyme, Hormone oder Gewebe herstellen. Normalerweise macht diese nahrungsinduzierte Thermogenese etwa zehn bis 15 Prozent unseres täglichen Energieverbrauchs aus, doch wir können diese auch gezielt ankurbeln, sodass sie sich auf bis zu 30 Prozent steigern kann. Dabei kommt es darauf an, was wir essen – und scharfe Nahrungsmittel wie Chili oder Pfeffer sind dafür besonders gut geeignet!

T-Booster kurbeln den Stoffwechsel an

Mit den Scharfmachern heizen wir den Fettstoffwechsel an und ein Großteil der über die Nahrung aufgenommenen Energie verpufft ganz einfach als Wärmeenergie. Somit läuft die nahrungsinduzierte Thermogenese auf Hochtouren. Die Faktoren, die die Thermogenese verstärken, werden in der Fachsprache »T-Booster« genannt. Das »T« steht dabei für Thermogenese, das englische Verb »to boost« bedeutet »verstärken, antreiben«. T-Booster sind damit alle Faktoren, die die Thermogenese so richtig in Schwung bringen und damit die Fettverbrennung ankurbeln. Die Ernährungswissenschaft kennt eine ganze Reihe von T-Boostern; Chilis, Pfeffer und andere scharfe Gewürze sind nur einige davon. Weitere T-Booster sind zum Beispiel Kaffee oder Mineralien, darunter vor allem Kalzium. Dass scharfe Nahrungsmittel die Thermogenese ankurbeln, spüren wir übrigens auch körperlich: Wenn die Thermogenese auf Hochtouren läuft, gibt sie Hitze frei – wir schwitzen.

Scharf macht satt!

Doch scharfes Essen kurbelt nicht nur die Fettverbrennung an, es hat noch einen weiteren günstigen Effekt. Eine kanadische Studie im Jahr 2000 fand heraus, dass Menschen, deren Mahlzeiten mit Chili gewürzt sind, schneller satt sind und auch erst später wieder Hunger bekommen als Menschen, die auf scharfe Gewürze verzichten. Die Gefahr, zu viel zu essen, ist hier also wesentlich geringer. Die Ursache hierfür liegt wohl darin, dass Capsaicin die Adrenalinproduktion anregt. Dies macht die Menschen wacher, unterdrückt aber auch den Hunger.

Auf die Ernährung kommt es an

Bedeutet das nun, dass wir die fettesten Speisen essen können, solange diese nur scharf gewürzt sind? Oder dass uns eine Tafel Chili-Schokolade nicht dick macht? Leider nicht! Wenn wir dem Körper dauerhaft zu viel Nahrung zuführen, lässt sich das auch nicht mit Gewürzen kompensieren. Stattdessen kommt es auf das Gesamtkonzept der Ernährung an. Wichtig ist vor allem, was und wie viel wir essen – mit T-Boostern wie Chilis oder Pfeffer können wir die positive Wirkung einer gesunden Ernährung zusätzlich noch verstärken.

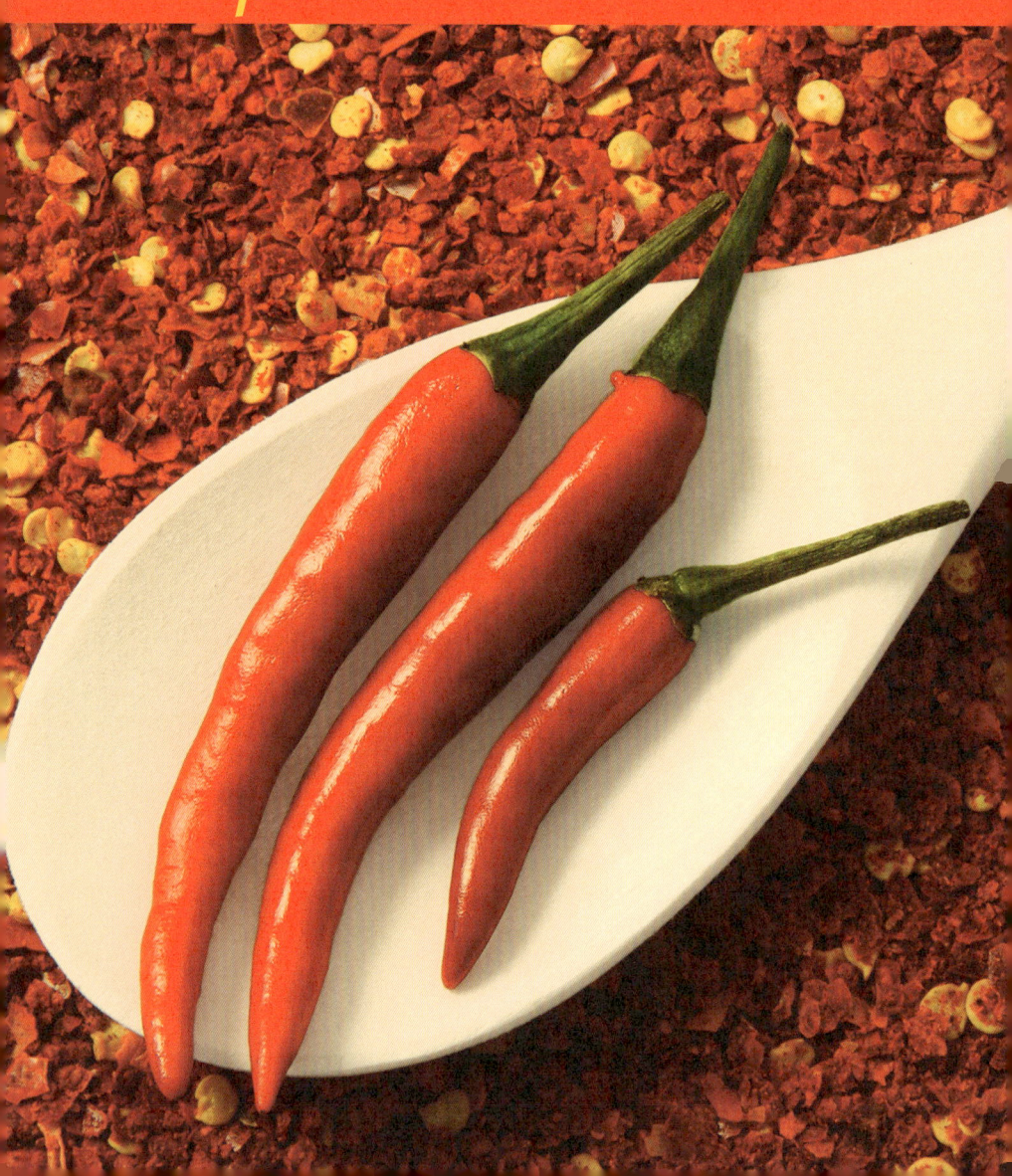

Einführung

In diesem Kapitel finden Sie köstliche Rezepte mit Chilis und Pfeffer – von Vorspeisen und kleinen Mahlzeiten für zwischendurch über feurige Hauptgerichte bis hin zu süß-scharfen Desserts, Dips und scharfen Getränken. Wenn nichts anderes angegeben ist, sind die Rezepte für vier Personen gedacht.

Bevor es aber richtig losgeht, sollten Sie noch einige Hinweise beachten: Chili und Pfeffer lassen sich auf viele verschiedene Weisen in der Küche einsetzen. Die meisten Rezepte in diesem Kapitel verwenden frische Chilischoten, aber auch getrocknet (entweder im Ganzen oder fein gemahlen als Pulver) kommen die Scharfmacher zum Einsatz. Wie jedes Gemüse sollten Sie auch Chilis vor der Verwendung abwaschen und trocken tupfen. Vor allem bei den scharfen Sorten sollten Sie darauf achten, dass kein Saft in Ihre Augen gelangt. Zum Verarbeiten ziehen Sie am besten Gummi- oder Einweghandschuhe an, denn der Saft kann noch sehr lange an den Händen haften. Wer auf Handschuhe verzichtet, sollte sich nach getaner Arbeit gründlich die Hände waschen und längere Zeit nicht an empfindliche Körperteile fassen. Noch besser als Waschen mit Wasser ist eine Reinigung mit Zitronensaft. Gelangt Saft trotz aller Vorsicht in die Augen, so spülen Sie diese mit Wasser aus und kühlen sie, falls nötig, mit Eiswürfeln.

Wer kleine Kinder hat, sollte Chilis, Pfeffer und scharfe Saucen so aufbewahren, dass der Nachwuchs diese nicht erreichen kann.

Damit Ihre Mahlzeiten keine Verbrennungen hervorrufen, entkernen Sie die Chilischoten am besten. Dazu schneiden Sie den Kappenteil samt

Stiel ab, schlitzen die Chili dann der Länge nach auf und entfernen mit einem scharfen Messer die Kerne und Scheidewände der Frucht – denn hier sitzt der Scharfmacher Capsaicin. Bei einer Gemüsepaprika ist dies sowieso erforderlich, wenn auch nicht wegen der Schärfe.

Pfeffer wird in diesen Rezepten entweder in Form frischer Pfefferkörner oder gemahlen verwendet (dann aber bitte auch erst kurz vor der Verwendung in der Pfeffermühle mahlen, das Aroma geht sonst schnell verloren). Wir empfehlen die Verwendung in Bioqualität.

Dosierung

Wie scharf sollte man essen? Wer keine Angst vor der Schärfe hat, mag sich nun vielleicht denken: »Na gut, dann esse ich von nun an eben alles scharf gewürzt, ich habe ja gelesen, wie gesund das ist.« Aber wie bei allen Nahrungsmitteln gilt auch bei Chilis und Pfeffer: Halten Sie das richtige Maß, denn im Übermaß genossen kann fast alles schädlich sein. Zwar müssten Sie Chilis schon richtig überdosieren, damit Schärfe ernsthafte gesundheitliche Folgen haben kann, denn Wissenschaftler haben herausgefunden, dass ein 80 Kilogramm schwerer Mensch etwa zehn Kilogramm frische »Habaneros« zu sich nehmen müsste, um einen tödlichen Schock zu erleiden – das dürfte zum Glück wohl niemandem gelingen. Auch scharfe Saucen können keinen ernsthaften Schaden anrichten – wer allerdings nicht weiß, was ihn erwartet, kann beim Genuss von Tabascosauce durchaus mit Übelkeit, Erbrechen, Kurzatmigkeit oder Ohnmacht reagieren.

Vor allem wenn Sie Gäste haben, sollten Sie Schärfe immer vorsichtig dosieren, denn nicht jeder ist ein Freund von scharfen Speisen. Dazu kommt noch, dass bei Menschen, die gerne und häufig scharf essen, ein gewisser Gewöhnungseffekt eintritt – ihnen fällt gar nicht mehr auf, dass eine Speise scharf ist, während andere bereits nach der Feuerwehr schreien. Gehen Sie hier also lieber sparsam mit Ihren geliebten Chilis um.

Auch bei sehr scharfen Sorten sollten Sie zunächst vorsichtig sein. Nehmen Sie hier lieber etwas weniger, als im Rezept angegeben ist – nachwürzen können Sie später immer noch. Das gilt übrigens auch für den Einsatz von scharfen Saucen wie »Hot Sauce« oder »Tabascosauce«. Seien Sie hier ebenfalls lieber zurückhaltend und lassen Sie Ihre Gäste je nach Wunsch selbst nachwürzen.

Bevor Sie zu größeren Mengen von Chilis oder Pfeffer greifen, sollten Sie auch bedenken, dass zu viel Schärfe und zu viel Würzen die Eigenaromen eines Gerichtes überlagern können, besonders bei Fleisch. Sie wollen Ihr Essen doch schließlich auch noch genießen und nicht nur die Schärfe schmecken, oder?

Doch nicht nur auf die Menge kommt es bei der Würze an, auch der Zeitpunkt spielt eine Rolle. So löst sich etwa das Aroma von getrockneten Chilis erst beim Kochen. Sie brauchen also viel Zeit, um ihren Geschmack zu entfalten und sollten daher gleich zu Beginn an das Gericht gegeben werden. Bei Pfefferkörnern ist dies ganz genauso. Gemahlenen Pfeffer und flüchtige Gewürze wie Paprika oder Chilipulver sollten Sie dagegen

Chilis sind weniger scharf, wenn man sie entkernt.

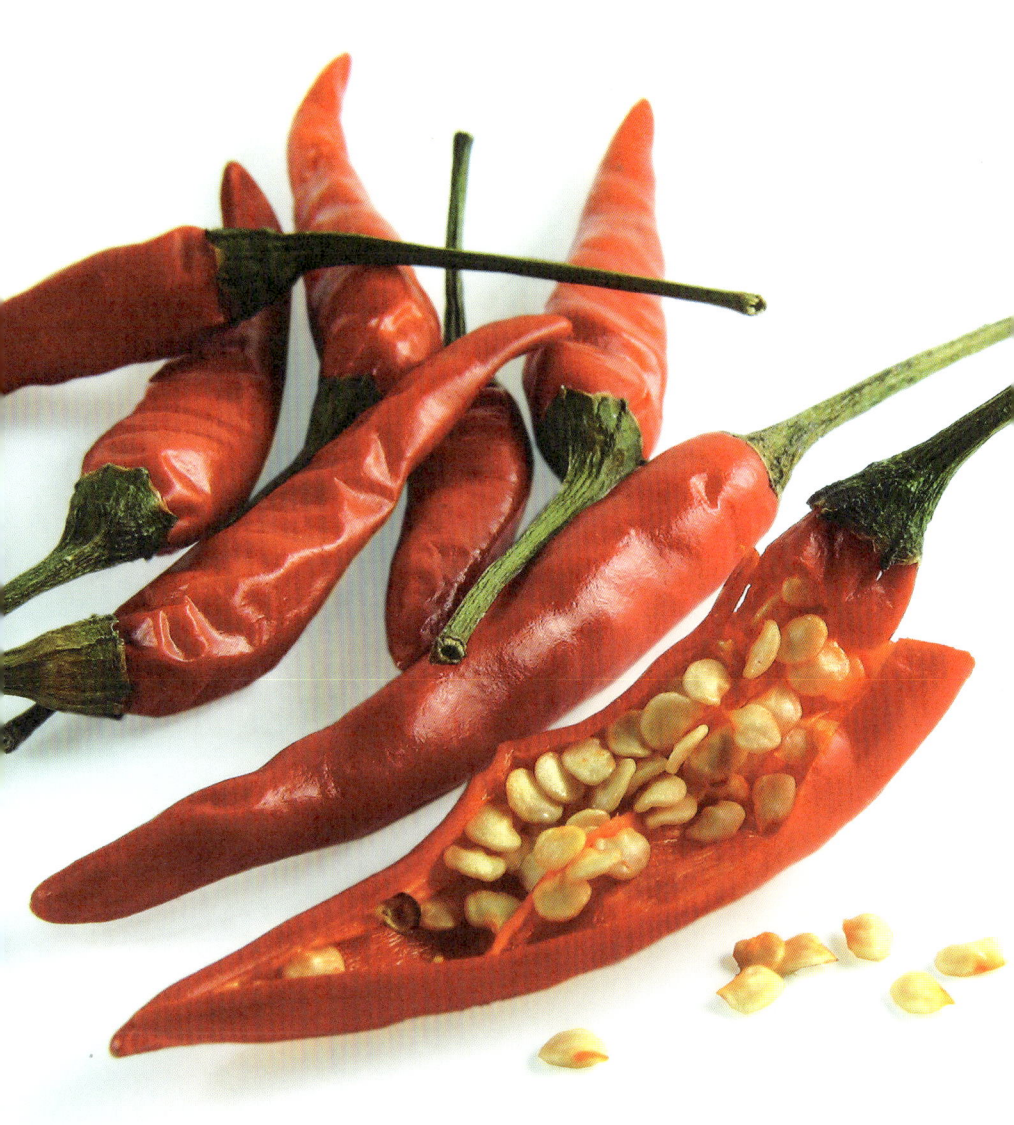

erst etwa fünf Minuten vor Ende der Kochzeit zugeben, da sie durch langes Kochen ihren Geschmack verlieren können.

Entscheiden Sie sich beim Kochen außerdem für ein Hauptgewürz, das Ihrem Gericht seine besondere Note verleihen soll. Zusätzlich können Sie weitere Gewürze verwenden, doch sollten diese die Geschmacksrichtung dann nur noch unterstützen, nicht überdecken.

Menschen, die an Nierenschäden oder Geschwüren im Magen-Darm-Trakt leiden, sollten lieber auf scharfes Essen verzichten. Zwar ist die These, dass stark gepfefferte Speisen den Nieren schaden, mittlerweile widerlegt, doch sollte man hier trotzdem lieber vorsichtig sein. Auch stillende Mütter sollten Ihren Chili-Konsum lieber mäßigen, da das Capsaicin in die Muttermilch gelangen könnte.

Kinder sollten schließlich ebenfalls nicht zu viel Pfeffer zu sich nehmen. Abgesehen davon, dass sie den scharfen Geschmack oft nicht mögen, reagieren sie häufig auch empfindlich auf scharfe Speisen.

Tipps zum Entschärfen

Was tun, wenn das Essen versehentlich zu scharf geraten ist, und zwar so scharf, dass man es nicht mehr essen kann? Einfach wegwerfen? Dazu ist es viel zu schade! Mit einer Reihe von Notfallmaßnahmen können Sie die scharfen Gerichte immer noch retten – oder schon im Vorfeld verhindern, dass es überhaupt so weit kommt. Oben wurde ja bereits erwähnt, dass man das Innenleben der Schoten entfernen kann, um den Früchten etwas von ihrer Schärfe zu nehmen. Auch wenn Sie Chilischoten einige Stunden in Salzwasser einlegen, verlieren sie ein wenig von ihrer Schärfe, aber leider auch an Aroma. Falls Sie sich trotzdem für diese Methode entscheiden, geben Sie einen Esslöffel Salz auf einen Liter Wasser.

Und was tun Sie nun, wenn es schon passiert ist?
Sie haben einen Bissen von Ihrem (vermeintlich) leckeren Chiligericht genommen, doch plötzlich scheint Ihr ganzer Mund in Flammen zu stehen. Was tun? Der erste Impuls ist, nach dem Wasserglas zu greifen und zu löschen, doch das hilft leider gar nichts. Capsaicin wird weder durch Kälte noch durch Hitze gelöst und durch Wasser leider auch nicht. Bier, Säfte und Limonade fallen somit leider auch weg. Besser geeignet sind dagegen Milchprodukte wie Joghurt, Eiscreme oder einfach auch Milch. Deshalb wird in den USA zu Tex-Mex-Gerichten häufig Sour Cream serviert und auch in Indien wird Joghurt zu scharfen Gerichten gereicht.
So wie Sie bei sich selbst löschen können, können Sie auch Ihre Mahlzeit noch entschärfen. Schmelzen Sie etwas Käse hinein, geben Sie Zitronensaft, Milch, Naturjoghurt oder Sahne zu oder strecken Sie das Gericht mit Tomaten, Bohnen, Reis oder Mais – das mildert den Geschmack. Auch Zucker mildert, passt vom Geschmack allerdings nicht überall dazu.

Fertigprodukte mit Chili und Pfeffer

Im Lebensmittelhandel sind eine ganze Reihe von Chili- und Pfefferprodukten erhältlich. Pfeffer können Sie als Körner oder bereits gemahlen erwerben. Am besten kommt sein Aroma jedoch zur Geltung, wenn Sie frische Körner kaufen, diese dann selbst mahlen und erst gegen Ende der Kochzeit die Speisen damit würzen. Falls Sie Pfeffer mitkochen wollen, sollten Sie dazu die ganzen Körner verwenden.

Chilifrüchte gibt es sowohl frisch als auch getrocknet zu kaufen, darüber hinaus werden sie aber auch noch zu einer Reihe weiterer Produkte verarbeitet.

Ajvar / Ajwar

Diese Würzpaste aus roten Paprika, gerösteten Auberginen, Knoblauch, Salz und Pfeffer ist in der südosteuropäischen Küche sehr beliebt. Dort wird Ajvar gerne kalt als Brotaufstrich oder auch zu Fleischgerichten gegessen.

Currypasten

Currypasten – egal, ob gelb, rot oder grün – sind vor allem in der thailändischen Küche beliebt. Sie enthalten neben Chilis auch Koriander, Galgant, Zitronengras, Kreuzkümmel und Garnelenpaste und werden gerne mit Kokosmilch verrührt, um die Schärfe etwas zu mildern. Currypasten sind im Asialaden entweder in kleinen Tütchen für ein bis zwei Gerichte oder gleich im großen Glas erhältlich. Wer seine Currypaste selbst herstellen möchte, findet auf den Seiten 160 bzw. 165 die Rezepte für grüne und rote Currypaste.

Currypulver

Currypulver ist eine Gewürzmischung, die neben getrockneten und gemahlenen Chilis auch Kardamom, Knoblauch, Kreuzkümmel, Kurkuma, Muskatnuss, Senfkörner, Safran und andere Gewürze enthält. Das Pulver wird in vielen asiatischen Küchen verwendet. In Deutschland kommt es auf der allseits beliebten Currywurst zum Einsatz.

Currypulver besteht u. a. aus getrockneten und gemahlenen Chilis.

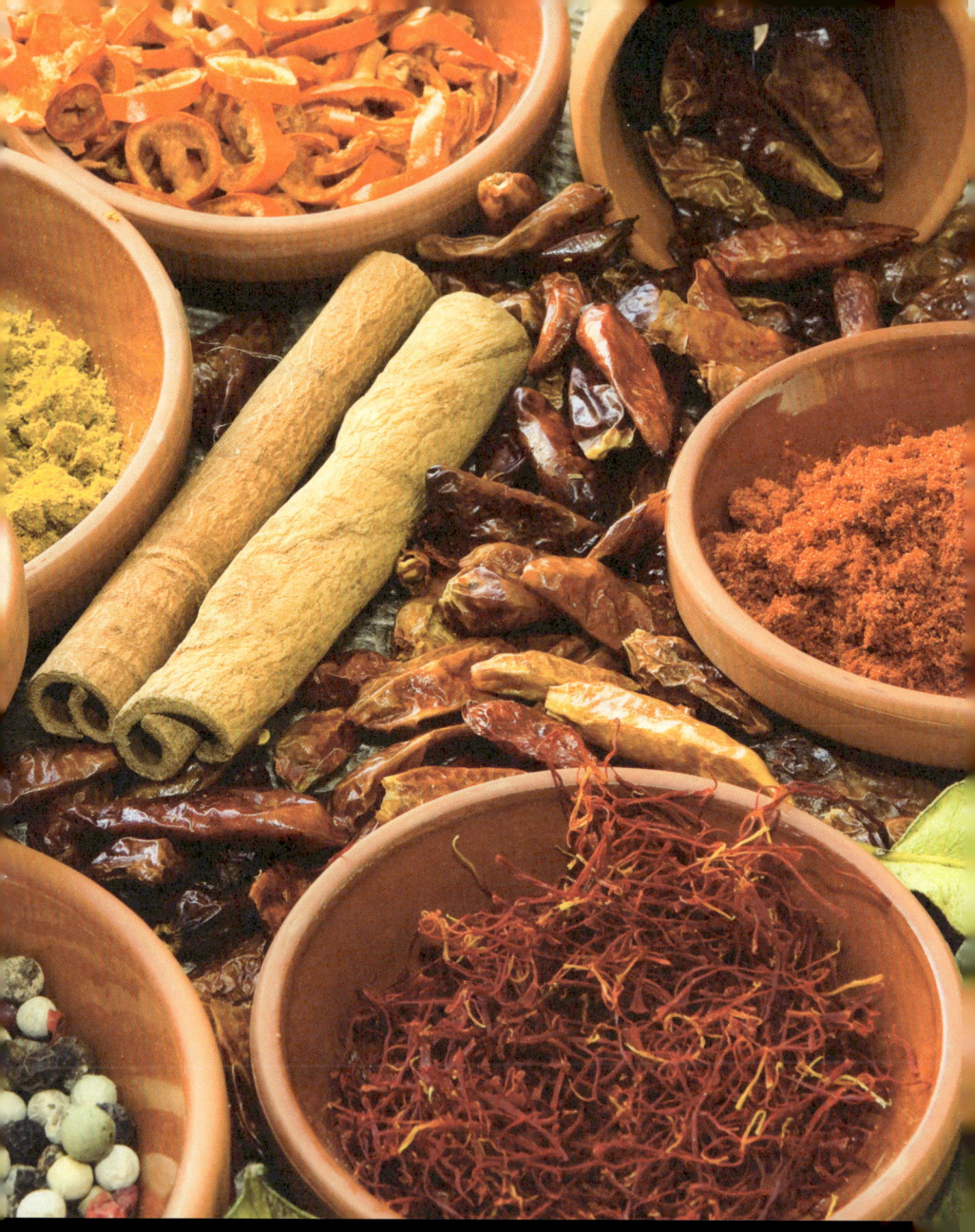

Garam Masala

Diese indische Gewürzmischung besteht aus Chili- oder Paprikapulver, Ingwer, Kreuzkümmel, Koriander, Kurkuma, Muskatnuss, Kardamom und einer Reihe anderer Gewürze. Die Zutaten werden zunächst in einer Pfanne geröstet und dann im Mörser zerstoßen. Für Garam Masala gibt es unzählige Familienrezepte; die Würzmischung wird hauptsächlich bei der Zubereitung indischer Currys verwendet.

Harissa

Harissa ist eine tunesische Würzpaste, die aber auch in Marokko und Algerien gerne verwendet wird, vor allem zum Würzen von Schmorgerichten, Gemüse und Couscous. Sie besteht aus getrockneten Chilis, Knoblauch, Kreuzkümmel, Koriander, Minzeblättern, Olivenöl und Salz. Häufig wird Harissa auch in einem Schälchen zum individuellen Würzen gereicht – ähnlich wie die indonesischen Sambals.

Mole

Mole ist eine mexikanische Sauce, die es in vielen verschiedenen Sorten gibt. Sie enthält meistens verschiedene Poblano-Chilis und geräucherte Jalapeños (Chipotle) zusammen mit anderen Gewürzen und Zutaten. Mole wird gerne zu Enchiladas verwendet, aber auch zu Huhn, Reis und Kartoffeln.

Paprikapulver

Paprikapulver wird aus Paprikaschoten hergestellt, die getrocknet und gemahlen werden. Der Schärfegrad des Pulvers hängt davon ab, wie viel von den Scheidewänden und Kernen mitverarbeitet wurde. Die mildeste Variante ist Extra, dann folgen Delikatess, Edelsüß, Halbsüß und schließlich – als schärfste Variante – Rosenpaprika.

Piment d'Espelette

Aus dem französischen Baskenland stammen diese pikanten Chilis, die zu Gewürzpulver, aber auch Konfitüren und Püree verarbeitet werden. Sie schmecken hervorragend zu Fisch und Fleischgerichten.

Pimentón de La Vera

Pimentón de La Vera stammt aus der westspanischen Provinz Extremadura und ist in verschiedenen Schärfegraden erhältlich. Die Paprikaschoten werden hier über Eichenholz geräuchert, getrocknet und dann ohne Kerne und Stiele zu Pulver gemahlen. Aufbewahrt werden sie in charakteristischen Blechdosen, die nicht nur hübsch aussehen, sondern auch das Aroma bewahren. Verwendet wird Pimentón de La Vera unter anderem für Fischgerichte und in der spanischen Chorizo.

Salsa

Der Begriff »Salsa« stammt aus dem Spanischen und bedeutet ganz einfach Sauce. In Mexiko werden Salsas vor allem als kalter Dip für Gemüse oder Chips verwendet, kommen aber auch als Würze für Fleischspeisen oder Omeletts zum Einsatz. Einige Rezepte für Salsas finden Sie im Kapitel »Saucen, Dips und Chutneys.«

Sambal

Sambal ist eine indonesische Würzsauce auf Chili-Basis, die gerne in kleinen Schälchen als Beilage zu Gemüse, Fisch, Huhn oder Reis gereicht wird. Es gibt Sambal in verschiedenen Schärfegraden, die Paste kann entweder kalt oder warm zubereitet werden. Ein Beispiel für die kalte Zubereitung ist das auch in unseren Breiten bekannte Sambal Oelek, das aus rohen zerkleinerten Chilis, Salz und Essig hergestellt wird. Es ist in Asialäden und gut sortierten Supermärkten erhältlich, kann aber auch selbst hergestellt werden (siehe Seite 167). Warm wird dagegen das relativ milde Sambal Manis zubereitet.

Zhoug / Zhug

Zhoug wird in der arabischen Küche zum Würzen von Falafel und Fleisch verwendet. Die Gewürzmischung besteht unter anderem aus Chilischoten, Kreuzkümmel, Koriander, Knoblauch und Olivenöl.

Scharfe Saucen (»Hot Sauce«)

Hier in Deutschland ist bis jetzt nur die Tabascosauce etabliert, die schon vor über 130 Jahren im amerikanischen Bundesstaat Louisiana erfunden und patentiert wurde. Doch in den USA sieht das etwas anders aus: Hier wird mit den »Hot Sauce« genannten scharfen Saucen mittlerweile doppelt so viel Umsatz erzielt wie mit Ketchup – man schätzt, dass es dort mehrere Tausend Zubereitungen gibt, die sich in ihrer Schärfe, ihrem Aroma und ihren Geschmacksrichtungen unterscheiden. Sie tragen fantasievolle (und manchmal Furcht erregende) Namen wie »Kiss of Fire«, »Pain 100%«, »Vicious Vampire« oder »From Hell« – manche von ihnen

| *Sambal ist eine indonesische Würzsauce auf Chili-Basis.*

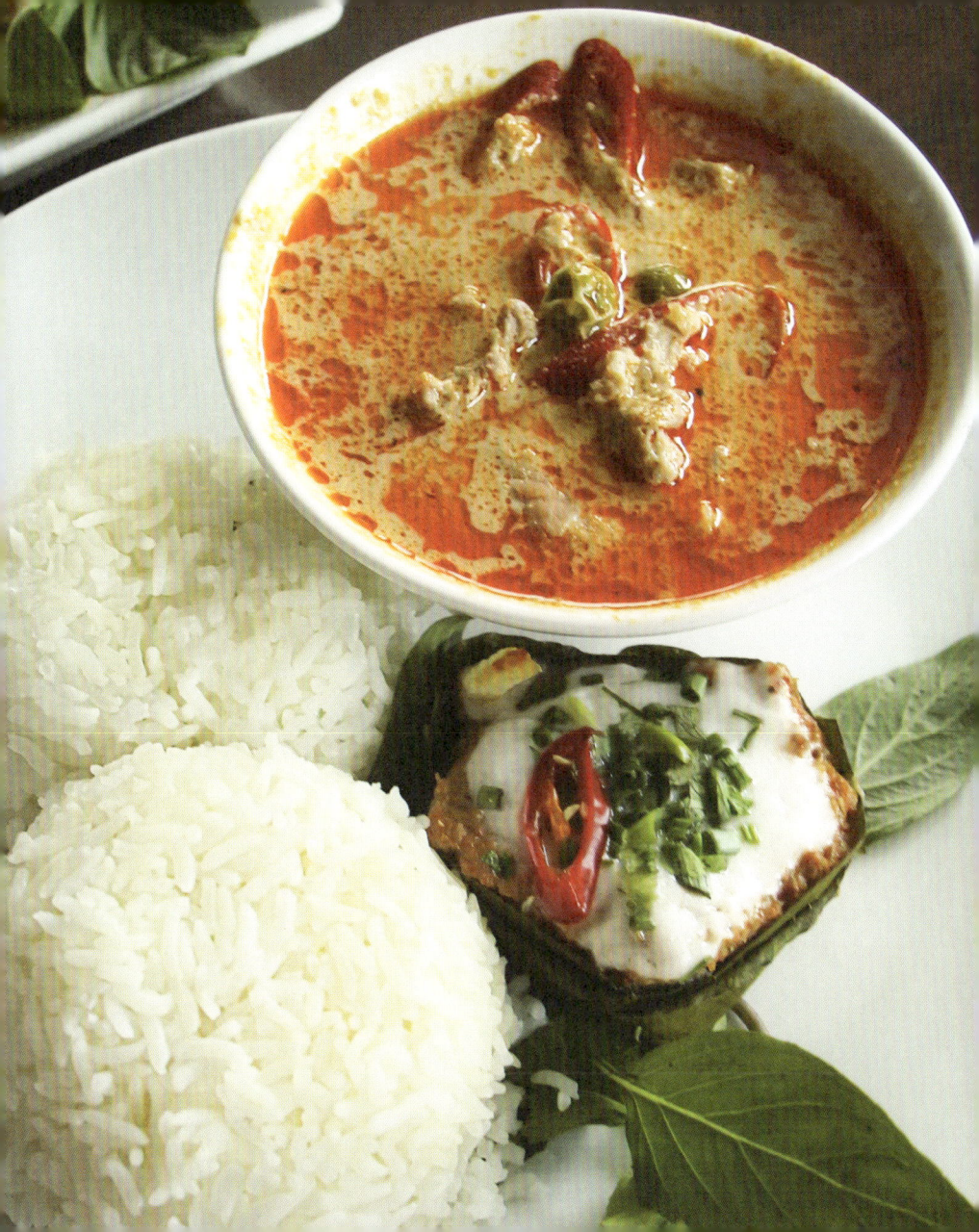

sind sogar so scharf, dass sie nur noch mit der Pipette dosiert werden können. Doch neben der teuflischen Schärfe setzen die meisten Hersteller auch auf ein raffiniertes Aroma, und häufig verleihen Früchte oder Gewürze den Saucen eine zusätzliche besondere Note. Wer seine Geschmacksnerven auf die Probe stellen möchte, kann diese Saucen über das Internet bestellen oder ein Spezialgeschäft aufsuchen. Adressen, unter denen Sie die scharfen Spezialitäten erhalten, finden Sie im Anhang.

Vorspeisen

Suppen

Bananen-Chili-Suppe
50 g Lauchzwiebeln / ein paar Lauchzwiebelstreifen zum Garnieren
25 g Knoblauch
1 EL Erdnussöl
200 ml Kokosmilch
400 ml Gemüsebrühe
¼ TL weißer Pfeffer, gemahlen
3 TL thailändische Fischsauce
¼ TL Salz
½ TL Zucker
1 Banane
1 rote Chilischote

Lauchzwiebeln und Knoblauch in Scheiben schneiden. Das Erdnussöl in einem Topf erhitzen und Zwiebeln und Knoblauch darin in ca. 30 Sekunden rasch anbraten. Alle anderen Zutaten bis auf die Banane und die Chili dazugeben und fünf Minuten garen. Die Banane in dünne Scheiben schneiden, die Chili in Ringe schneiden. Drei Viertel der Bananenscheiben und Chiliringe zu den übrigen Zutaten geben und zu einer geschmeidigen Suppe pürieren. Dann die restlichen Bananenscheiben und Chiliringe dazugeben und drei Minuten gut durchwärmen. Mit Lauchzwiebelstreifen garnieren und heiß servieren.

Garnelensuppe (Tom Yam Gung)
500 g mittelgroße Garnelen
1 Stängel frischer Koriander mit Wurzel
½ TL schwarze Pfefferkörner
4 rote Chilischoten
3 EL Zitronensaft
3 EL Fischsauce
3 Zitronenblätter
2 Stängel Zitronengras
1 Stück frischer Galgant (ca. 5 cm)
300 g Champignons

Die Garnelen schälen, den Kopf abtrennen, aber das Schwanzende dranlassen, und die Köpfe und Schalen beiseitelegen. Dann die Garnelen längs am Rücken einschneiden und den Darm entfernen. Die Garnelenköpfe und -schalen mit 1 ½ Liter Wasser aufkochen. Unterdessen die Korianderwurzel abschneiden, waschen und mit den Pfefferkörnern im Mörser zerstampfen. Beides zum Garnelenfond geben und bei mittlerer Hitze etwa fünf Minuten leicht kochen lassen. Durch ein feines Sieb geben. Die Chilis entkernen, in Ringe schneiden und mit dem Zitronensaft und der Fischsauce in eine Schüssel geben. Die Zitronenblätter und das Zitronengras waschen, die Blätter in Viertel, die Stängel in etwa drei Zentimeter lange Stücke schneiden und im Mörser zerquetschen. Den Galgant waschen und in dünne Scheiben schneiden. Zitronengras, Zitronenblätter und Galgant in den Garnelenfond geben und etwa zwei Minuten kochen lassen. Die Champignons putzen, waschen, halbieren und zusammen mit den Garnelen zum Garnelenfond geben und weitere drei Minuten bei mittlerer Hitze schwach kochen lassen. Das Zitronengras, die Zitronenblätter und den Galgant wieder aus der Suppe nehmen und beiseitelegen. Die Suppe zu der Chilimischung geben und mit Koriander garniert servieren.

Gemüsesuppe
1 Zwiebel
2 Knoblauchzehen
1 Stück frischer Ingwer (5 cm)
1 rote Chilischote
1 TL Salz
1 EL Sesamöl
1 l Gemüsebrühe
2 Karotten
200 g Brokkoli

2 Tomaten
½ Bund Koriander
100 g Erbsen
Pfeffer

Die Zwiebel, den Knoblauch und den Ingwer schälen und fein hacken. Die Chilischote entkernen und ebenfalls fein hacken. Knoblauch, Ingwer und Chili zusammen mit dem Salz in eine Schüssel geben und mit dem Mörser zerstoßen. Das Sesamöl in einem Topf erhitzen, die Zwiebeln und die Würzpaste zugeben und unter Rühren kurz anbraten. Die Gemüsebrühe zugeben und langsam zum Kochen bringen. Die Karotten putzen und in Würfel schneiden, den Brokkoli in Röschen teilen. Die Tomaten überbrühen, häuten, entkernen und in Achtel schneiden. Den Koriander hacken. Die Karotten in die Suppe geben, vier Minuten später die Erbsen zugeben. Nach weiteren zwei Minuten die Tomaten zugeben und alles zusammen noch ca. zwei Minuten kochen lassen. Mit Salz und Pfeffer abschmecken und mit Koriander bestreut servieren.

Hühnersuppe mit Zitronengras (Tom Khaa Gai)
 2 Stängel Zitronengras
1 Stück frischer Galgant (ca. 5 cm)
3 Zitronenblätter
250 g Austernpilze oder Champignons
2 Tomaten
3 rote Chilischoten
500 g Hähnchenbrustfilet

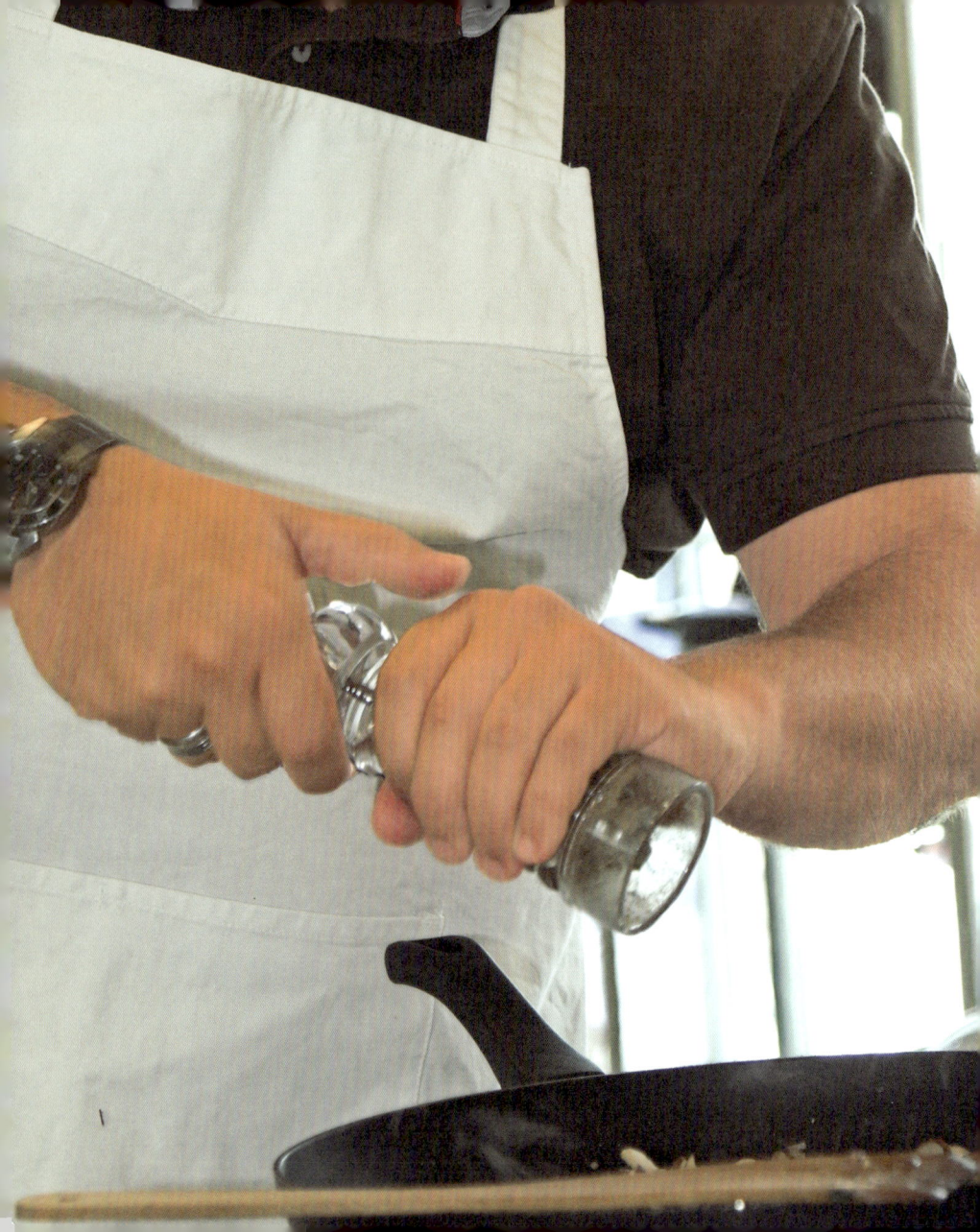

400 ml Kokosmilch
4 EL Zitronensaft
4 EL thailändische Fischsauce
frische Korianderblätter zum Garnieren

Das Zitronengras waschen und in etwa drei Zentimeter große Stücke schneiden. Den Galgant waschen und in dünne Scheiben schneiden. Die Zitronenblätter waschen und vierteln. Die Pilze putzen und in mundgerechte Stücke schneiden. Die Tomaten waschen, von den Stielansätzen befreien und vierteln. Die Chilischoten waschen, entkernen und in dünne Ringe schneiden. Das Hähnchenbrustfilet in Streifen schneiden. Die Kokosmilch erhitzen. Das Zitronengras, den Galgant und die Zitronenblätter dazugeben und das Ganze bei mittlerer Hitze etwa zwei Minuten kochen lassen. Dann etwa 750 Milliliter Wasser dazugießen und erhitzen. Das Fleisch, die Pilze und die Tomaten dazugeben und bei schwacher Hitze weitere fünf Minuten köcheln lassen. Die Chilis, den Zitronensaft und die Fischsauce in eine Schüssel geben. Die heiße Suppe hineingießen, mit Koriander garnieren und servieren.

Käse-Pfeffer-Suppe
2 Stangen Lauch
1 große Zwiebel
40 g Butter
2 EL Mehl
1 ½ l Gemüsebrühe
125 g Sahne

Pfeffer wird den Gerichten natürlich nur frisch gemahlen zugegeben.

200 g Sahneschmelzkäse
2 EL grüner Pfeffer mit der Einlegeflüssigkeit
gehackte Petersilie

Lauch und Zwiebel putzen und in Ringe schneiden. In Butter hell anschwitzen, das Mehl darüberstäuben und mitschwitzen lassen. Mit der Gemüsebrühe ablöschen und fünf bis zehn Minuten köcheln lassen. Die Sahne einrühren. Den Schmelzkäse in der Suppe auflösen und den Pfeffer samt Einlegeflüssigkeit zugeben. Mit Petersilie bestreut servieren.

Kokos-Hähnchen-Suppe mit Curry
2 Hähnchenkeulen
1 weiße Zwiebel
4 Knoblauchzehen
1 Stück Ingwerwurzel (3 cm)
1 frische rote Peperoni
1 unbehandelte Limette
8 Stängel Koriandergrün
1–2 getrocknete Chilischoten
750 ml kräftige Gemüsebrühe
100 ml Kokosmilch
1 TL Curry Madras
Zucker, Salz, Pfeffer

Die Hähnchenkeulen abspülen. Zwiebel, Knoblauch und Ingwer in grobe Würfel schneiden. Die Peperoni entkernen und in dünne Streifen schneiden. Einen Teelöffel Limettenschale abreiben und die Limette auspressen. Den Koriander fein hacken. Zwiebel, Knoblauch, Ingwer und Chilischoten zur Gemüsebrühe geben und fünf Minuten aufkochen. Dann die Temperatur reduzieren und die Hähnchen in der Brühe 30 Minuten köcheln lassen. Die Hähnchen herausholen, das Fleisch vom Knochen schneiden, die Suppe durch ein Sieb gießen und dann Hähnchen wieder hineingeben. Mit Kokosmilch, Curry Madras, Limettenabrieb, einigen Spritzern Limettensaft, Zucker, Salz und Pfeffer würzen. Mit Peperoni und Koriander garniert servieren.

Tomaten-Pfeffer-Suppe
Für zwei Personen
2 Schalotten
500 g Tomaten
4 EL Olivenöl
200 ml Gemüsebrühe
100 ml Rotwein
2 EL Balsamico-Essig
½ TL Zucker
Salz, Pfeffer
1 Bund Petersilie
1 grüne Pfefferschote
1 Knoblauchzehe
2 EL geröstete und gesalzene Cashewkerne
2 EL Parmesan

Schalotten würfeln. Tomaten kreuzweise einritzen, den Stielansatz entfernen, kurz mit kochendem Wasser überbrühen, abschrecken und häuten. Dann Tomaten grob würfeln. Einen Esslöffel Olivenöl in einem Topf erhitzen und die Schalotten etwa eine Minute glasig dünsten. Tomaten zugeben, kurz mitdünsten und mit Brühe und Rotwein ablöschen. Mit Essig, Zucker, Salz und Pfeffer würzen und zugedeckt bei mittlerer Hitze 20 Minuten köcheln lassen. Die Petersilienblättchen von den Stielen zupfen, die Pfefferschote entkernen. Beides mit dem Knoblauch und den Cashewkernen fein hacken. Mit Parmesan, Salz und drei Esslöffeln Olivenöl verrühren und zur Suppe servieren.

Salate

Champignons mit Chipotle-Chilis
Für zwei Personen
150 g Champignons
1 EL Olivenöl
½ Zwiebel
1 Knoblauchzehe
1 Chipotle-Chili (geräucherte Jalapeño)
Salz
Koriander zum Garnieren

Die Pilze säubern und das Olivenöl in einer Pfanne oder im Wok erhitzen. Die Zwiebel und den Knoblauch schälen und hacken, die Chili entkernen und in Streifen schneiden. Alles zusammen mit den Champignons in die

Pfanne geben, gut mischen und acht Minuten braten lassen, bis die Champignons und Zwiebeln weich sind. Nach Geschmack salzen und mit dem Koriander garniert servieren.

Gurkensalat nach Thai-Art
Für zwei Personen
70–80 g ungesalzene Erdnüsse
½ Zwiebel
1 Handvoll frischer Koriander
1 Msp. frische rote Chili
1 Salatgurke
1 EL Essig
1 TL Zucker
1 EL Chilisauce
1 TL thailändische Fischsauce

Die Erdnüsse ohne Fett in einer Pfanne anrösten. Die Zwiebel schälen und fein hacken, die Korianderblätter von den Stängeln zupfen. Chili fein hacken. Die Salatgurke schälen und längs halbieren. Das Kerngehäuse herauskratzen und die restliche Gurke in feine Scheiben schneiden. Essig und Zucker in einer kleinen Schüssel miteinander vermischen, bis sich der Zucker aufgelöst hat. In einer großen Salatschüssel dann mit den Gurken, der Chilisauce, der Zwiebel und dem Koriander vermischen und etwa 45 Minuten ziehen lassen. Die Erdnüsse, Chilis und Fischsauce erst kurz vor dem Verzehr hinzufügen und alles schön miteinander vermischen.

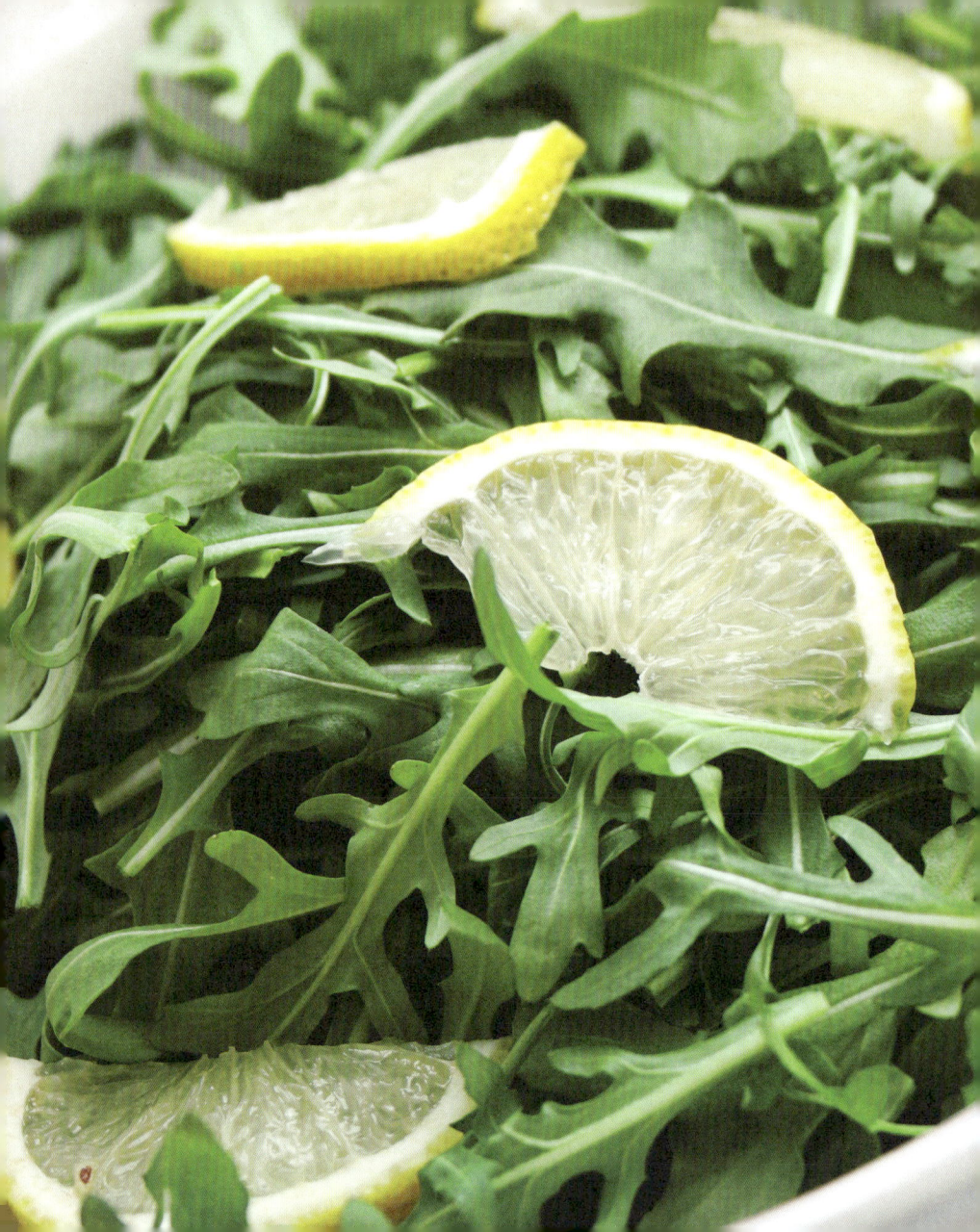

Rucolasalat mit Mango und Joghurt-Chili-Dip
200 g Rucola
200 g Mango
200 g Weintrauben
200 g Feta
300 g Naturjoghurt
Saft einer halben Zitrone
je 1 Prise Chili, Salz, Pfeffer
2 TL Honig

Den Rucola waschen und in mundgerechte Stücke zupfen, die Mango waschen und in kleine Stücke schneiden. Weintrauben waschen und halbieren, Feta in kleine Stücke schneiden. Für das Dressing Joghurt, Zitronensaft und Chili verrühren. Mit Salz, Pfeffer und Honig abschmecken.

Salat mit Ente
¼ gebratene Ente
6 kleine grüne Chilischoten
½ rote Zwiebel
25 g frische Korianderzweige mit Wurzel
½ Tomate
4 EL Limettensaft
1 gehäufter TL Palmzucker oder brauner Zucker
1 ½ TL thailändische Fischsauce
Kopfsalatblätter und Minzeblätter zum Anrichten
Grün von 1 Lauchzwiebel zum Garnieren

Das Entenfleisch auslösen und in kleine Stücke schneiden. Die Chili-schoten und die Zwiebel in feine Ringe schneiden, den Koriander fein hacken, die Tomaten vierteln. Den Wok erhitzen, dann den Herd wieder abschalten. Das Entenfleisch zusammen mit den restlichen Zutaten in den Wok geben und ca. drei Minuten anwärmen. Dabei gut umrühren und wenden. Salat und Minzeblätter auf den Tellern ausbreiten und den Entensalat daneben anrichten. Das Grün der Lauchzwiebel in feine Ringe schneiden und den Salat damit garnieren.

Süßkartoffel-Salat mit karibischer Salsa

1 EL Limettensaft
3 EL Walnussöl
1 EL Rotweinessig
1 Msp. Chilipulver
Salz, schwarzer Pfeffer
1 kleine rote Zwiebel
1 frische rote Peperoni
400 g Süßkartoffeln

Limettensaft, Walnussöl, Rotweinessig, Chilipulver, Salz und Pfeffer in einer kleinen Schüssel aufschlagen. Die Zwiebel schälen und fein hacken, die Peperoni der Länge nach halbieren, entkernen und fein hacken. Bei-des zur Salsa geben.
Die Süßkartoffeln schälen, dann erst in Viertel, dann in kleine Stückchen schneiden. In einen Topf geben und in sechs Minuten bissfest dämpfen. In eine Schüssel geben, mit der Salsa begießen und sofort servieren.

Tomaten-Jalapeño-Salat
Für zwei Personen
500 g Tomaten
1 Zwiebel
1 Knoblauchzehe
2 frische Jalapeño-Schoten

Für die Vinaigrette:
2–3 EL Walnussöl
1 Msp. Senf
1–2 EL Zitronensaft
1 Prise Zucker
1 Spritzer Worcestershiresauce
1 Spritzer Tabascosauce
1 Prise schwarzer Pfeffer
1 EL gehackte Petersilie

Die Tomaten waschen und in Würfel schneiden. Die Zwiebel und den Knoblauch fein hacken, die Jalapeños hacken. Alle Zutaten in eine Schüssel geben und vermengen.
Für die Vinaigrette 50 Milliliter Wasser in eine Schüssel geben, mit einer Gabel Öl und Senf unterschlagen. Zitronensaft und die weiteren Dressing-Zutaten unterrühren. Die Vinaigrette über die Salatzutaten gießen, gut durchmischen und ein bis zwei Stunden ziehen lassen.

Snacks

Mais-Hotdogs mit Jalapeño-Salsa
Für acht Personen
Für die Maisgrießmischung:
110 g Polenta (Maisgrieß)
1 TL Salz
2 EL Zucker
60 g Butter
1 Ei
125 ml Milch
125 g Mehl
1 ½ TL Backpulver

Für die Jalapeño-Salsa:
2 EL Olivenöl
3–4 Jalapeños
2 Knoblauchzehen
50 g Frühlingszwiebeln
8 Tomaten
2 EL Limettensaft
2 EL frisch gehackter Koriander

Für die Hotdogs:
Öl zum Frittieren
16 Hotdog-Würstchen

16 Holzspieße
Mehl zum Panieren

Polenta, Salz und Zucker in 185 Milliliter kochendes Wasser geben, abdecken und zehn Minuten ruhen lassen. Die Butter zerlassen und zusammen mit dem Ei und der Milch in den Maisgrieß rühren. Mehl und Backpulver dazugeben und verrühren.
Für die Salsa Öl in einer Pfanne erhitzen. Die Jalapeños entkernen und fein hacken, den Knoblauch zerdrücken, die Zwiebeln hacken und alles zusammen eine Minute dünsten. Die Tomaten würfeln und zugeben. Die Pfanne abdecken und alles 20 Minuten köcheln lassen. Limettensaft und Koriander zugeben.

Für die Hotdogs das Frittieröl in einem Topf stark erhitzen und je einen Holzspieß in ein Würstchen stecken. Paniermehl auf Backpapier geben, die Würstchen panieren und dann in die Maisgrieß-Mischung tauchen. Dann die Würstchen goldgelb frittieren, abtropfen lassen und heiß mit der Salsa servieren.

Mediterrane Blätterteigtörtchen
Für sechs Personen
1 Päckchen Blätterteig (ca. 500g)
3 rote Zwiebeln
200 g Feta
75 g schwarze Oliven
1 Prise Rosmarin

125 g Schmand
Salz, Pfeffer
1 Eigelb
1 EL schwarzer Sesam
1 rote Chilischote

Den Blätterteig entrollen und in sechs gleich große Stücke schneiden. Die Zwiebeln in Ringe schneiden, den Feta zerbröckeln und die Oliven grob hacken. Den Rosmarin abzupfen, ein wenig zum Garnieren beiseitelegen und den Rest fein hacken. Alles mit dem Schmand vermischen und mit Salz und Pfeffer abschmecken. Sechs Tarteformen mit kaltem Wasser ausspülen und je ein Stück Blätterteig hinlegen. Die Füllung daraufgeben und die überstehenden Teigecken über die Füllung legen. Das Eigelb verquirlen und die Törtchen damit bestreichen, Sesam darüberstreuen. Den Backofen auf 200 °C vorheizen und die Törtchen ca. 15 – 20 Minuten backen. Die Chilischote fein hacken und die Törtchen mit dem Chili und dem restlichen Rosmarin garnieren.

Mozzarella in scharfem Knoblauchöl
250 g Mozzarella
2 rote Chilischoten
4 Knoblauchzehen
1 EL frischer Rosmarin
½ TL Salz
Olivenöl zum Auffüllen des Glases

Mozzarella abtropfen und in ein Glas geben. Die Chilis aufschneiden und Samen und Scheidewände entfernen. Die Knoblauchzehen in Scheiben schneiden und zusammen mit den Chilis zum Mozzarella geben. Mit Rosmarinnadeln und Salz bestreuen und so viel Olivenöl ins Glas geben, bis alle Zutaten bedeckt sind. Das Glas verschließen und mindestens drei Tage im Kühlschrank durchziehen lassen.

Nachos mit Bohnen und Käse
3 Tomaten
1 kleine rote Zwiebel
1 rote Chilischote
3 EL frischer, gehackter Koriander
2 Dosen (400 g) rote Kidneybohnen
450 g Maischips (aus der Tüte)
250 g geriebener Cheddar
1 große Avocado
2 Frühlingszwiebeln
1 EL Crème fraîche

Den Backofen auf 180 °C vorheizen. Tomaten, Zwiebel und die entkernte Chili fein hacken und alles mit dem Koriander in eine Schüssel geben. Die Kidneybohnen in eine Pfanne geben, mit Wasser bedecken, aufkochen lassen. Danach abtropfen lassen und zusammen mit ca. einem Viertelliter der Tomatenmischung wieder in die Pfanne geben. Unter häufigem Rühren fünf Minuten köcheln lassen, danach in eine Auflaufform geben und mit Maischips bedecken. Cheddar darüberstreuen und

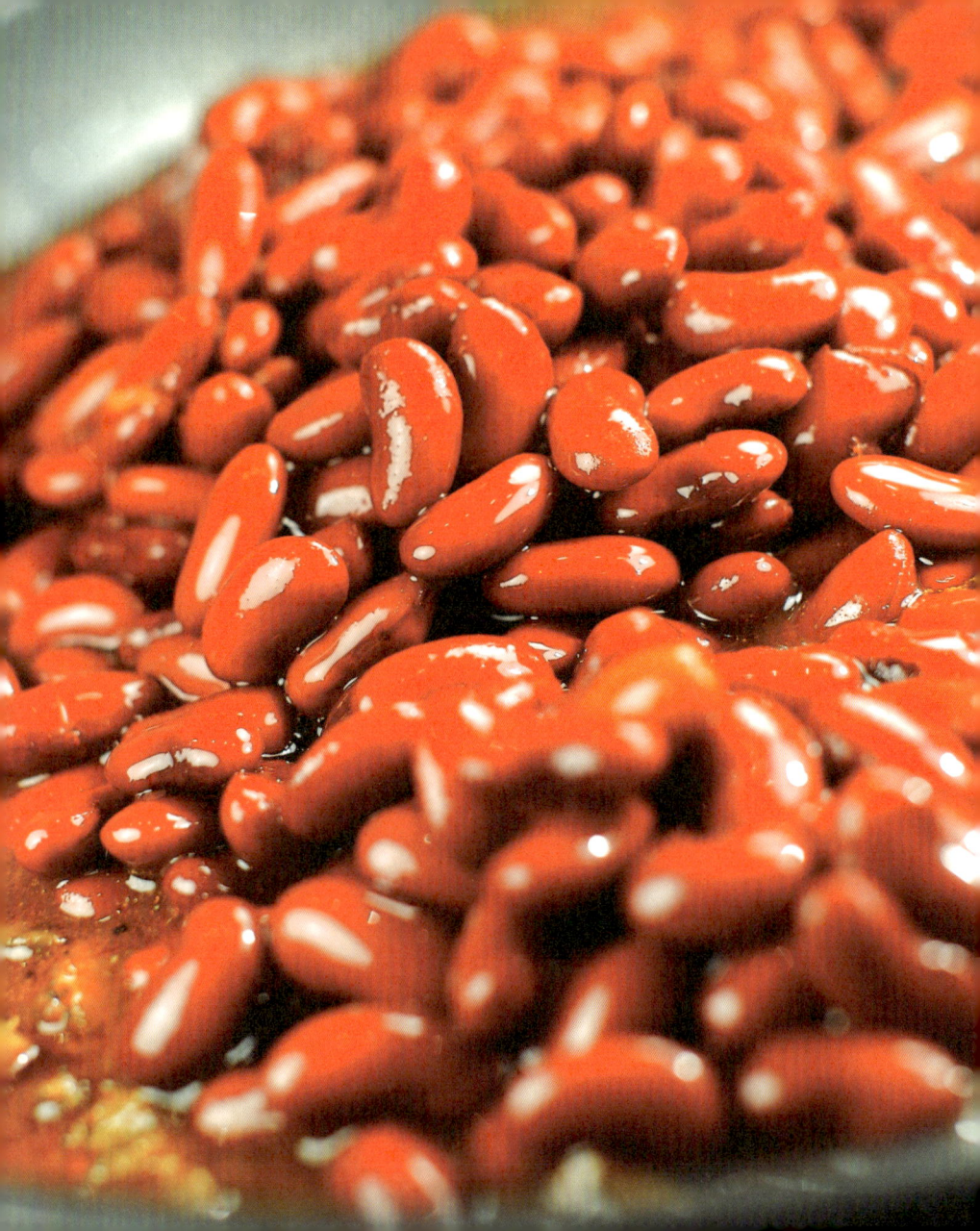

etwa drei bis fünf Minuten backen, bis der Käse geschmolzen ist. Auf Teller verteilen und die restliche Tomatenmischung daraufgeben. Die Avocado zerdrücken, die Zwiebeln in Ringe schneiden, beides mit der Crème fraîche mischen und auf die Nachos geben.

Samosas
Für 30 Stück
Für die Füllung:
75 g gefrorene Erbsen
3 große Kartoffeln
1 kleine Zwiebel
2 grüne Chilischoten
2 EL Korianderblätter
2 EL Minzeblätter
50 g Maiskörner
1 TL Korianderpulver
1 TL Kreuzkümmel
1 TL Mango-Chutney
Salz
Saft einer Zitrone

Für die Samosas:
1 Päckchen Blätterteig
Pflanzenöl zum Frittieren

Chilisauce zum Servieren

Rote Kidneybohnen für die Nachos

Erbsen auftauen, Kartoffeln kochen und stampfen, Zwiebel und Chilischoten fein hacken, Koriander und Minze hacken und mit den übrigen Zutaten für die Füllung in einer großen Schüssel gut vermischen. Das Ganze mit Salz und Zitronensaft pikant würzen.

Den Blätterteig auftauen und in ein dampfendes Handtuch wickeln. Jeweils einen Teigstreifen herausnehmen, einen Esslöffel der Füllung auf ein Ende des Streifens legen und den Teigmantel diagonal falten, sodass ein Dreieck entsteht. Öl zum Frittieren erhitzen und die Samosas portionsweise frittieren, bis sie goldbraun sind. Mit Chilisauce warm servieren.

Thailändische Omelettstreifen
Für zwei Personen
3 Eier
1 Schalotte
das Grün von 1 Lauchzwiebel
1–2 kleine rote Chilischoten
1 EL gehackte frische Korianderblätter
Salz, Pfeffer
1 EL Erdnussöl

Die Eier verschlagen, die Schalotte und das Grün der Lauchzwiebel in dünne Ringe schneiden, die Chilis entkernen und fein hacken und zusammen mit den Korianderblättern in eine Schüssel geben und vermischen. Mit Salz und Pfeffer abschmecken. Das Erdnussöl in einer Pfanne oder im Wok erhitzen, die Eiermischung hineingeben und die Pfanne schwenken, sodass ein Omelett entsteht. Dieses etwa ein bis zwei Minuten garen lassen, bis es gestockt ist. Das Omelett auf einen Teller geben, aufrollen und abkühlen lassen. Das Omelett in ca. einen Zentimeter breite Streifen schneiden, auf eine Platte häufen und servieren.

Hauptgerichte

Fleisch

Chili con Carne
500 g Hackfleisch, am besten vom Rind
3 EL Sonnenblumenöl
1 Zwiebel
2–3 Knoblauchzehen
4 Dosen Chilibohnen (à ca. 400g)
1 Dose Tomatenpüree (ca. 150g)
2 EL Chilisauce
Salz, Pfeffer, Thymian, Currypulver, Paprikapulver, Kümmel
10–15 g getrocknete Thai-Chilis
3 EL Crème fraîche

Das Hackfleisch im Öl gut anbraten. Die Zwiebel putzen, fein hacken, zum Hackfleisch geben und leicht andünsten. Knoblauch fein hacken und zusammen mit den Chilibohnen, dem Tomatenpüree und der Chilisauce zum Hackfleisch geben und mit den Gewürzen abschmecken.

Das Ganze aufkochen und etwa zehn Minuten köcheln lassen. Währenddessen die Chilischoten mahlen, dann zufügen, aufkochen lassen und alles etwa eine Viertelstunde vorsichtig köcheln lassen. Die Crème fraîche hinzugeben, um das Gericht etwas abzumildern.

Chili-Geflügelgulasch mit Reis
250 g Reis
Salz
1 Knoblauchzehe
500 g Hähnchenbrust
1 rote Paprikaschote
1 gelbe Paprikaschote
425 g Gemüsemais
1 EL Olivenöl
je 1 Prise getrockneter Chili, Curry
einige Spritzer Limettensaft
600 ml Hühnerbrühe
100 g Schlagsahne
1 EL Mehl
Pfeffer
Petersilie und Chilischoten zum Garnieren

Den Reis in kochendes Salzwasser geben und zugedeckt bei schwacher Hitze etwa 20 Minuten ausquellen lassen. Inzwischen den Knoblauch schälen und fein hacken. Das Hähnchenfleisch waschen, trocken tupfen und in Würfel schneiden. Die Paprikaschoten putzen, waschen und in

Stücke schneiden. Den Mais abspülen und abtropfen lassen. Das Olivenöl erhitzen und die Hähnchenwürfel kurz darin anbraten. Paprika und
Knoblauch zugeben und mitanbraten. Mit Salz, Chili, Curry und Limettensaft würzen. Mit der Hühnerbrühe ablöschen und zugedeckt ca. zehn
Minuten kochen. Dann den Mais zum Gulasch geben. Die Sahne mit
dem Mehl glatt rühren, zum Gulasch geben und aufkochen. Mit Salz und
Pfeffer abschmecken. Reis abgießen, auf Teller geben und das Gulasch
darauf anrichten. Mit Petersilie und Chilischoten garnieren.

Gefüllte und überbackene Chilis
Für zwei Personen
1 kleine Zwiebel
1 EL Paniermehl
125 g Hackfleisch
Salz, Paprikapulver
Chilis nach Wahl und gewünschter Schärfe, z. B. Anaheim oder Jalapeño
100 g Kräuter-Frischkäse
125 g geriebener Käse

Die Zwiebel häuten und fein hacken. Einen Esslöffel Paniermehl in etwas
Wasser einweichen. Das Hackfleisch mit den Zwiebeln und dem Paniermehl vermengen und mit Salz und Paprikapulver würzen. Von den Chilis den Stiel abschneiden und Samen und Scheidewände vorsichtig entfernen. Den unteren Teil der Chilis mit dem Frischkäse füllen, in den
oberen Teil die Fleischmasse geben und wieder zusammensetzen. Eine
Auflaufform fetten, die gefüllten Chilis in die Form geben und mit dem

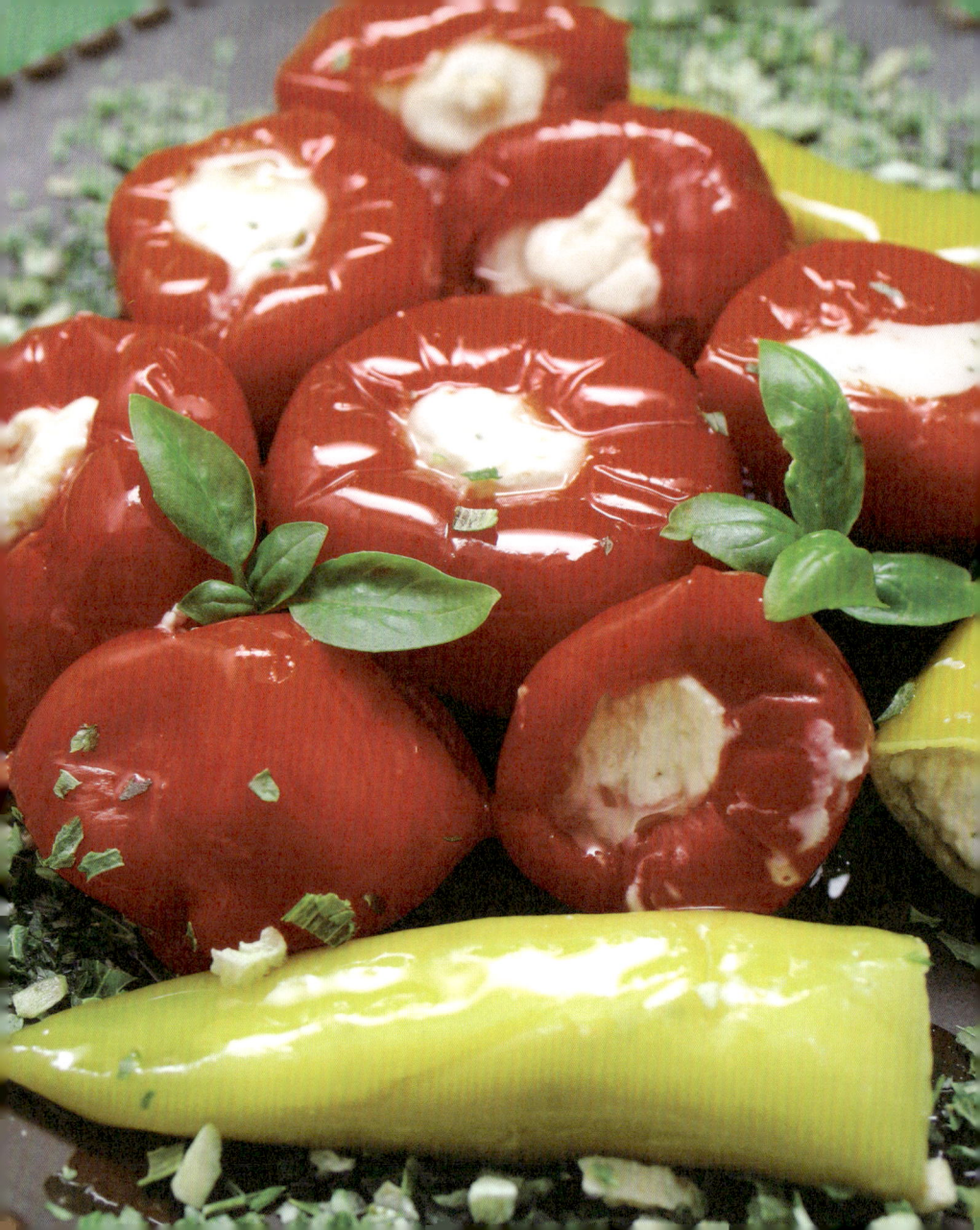

geriebenen Käse überstreuen. Das Ganze im Backofen bei 200 °C ca. 30–45 Minuten überbacken.

Hähnchenbrust in feuriger Sauce
6 Tomaten
2 große rote Chilis, z. B. Dutch Red
1 Bund Frühlingszwiebeln
2 Knoblauchzehen
1 große rote Paprika
750 g Hähnchenbrust
2 EL Olivenöl
Zucker
0,25 l trockener Weißwein, z. B. Riesling
250 ml Hühnerbrühe
200 g Sahne
1 EL Mehl

Die Stielansätze der Tomaten entfernen, die Tomaten kurz mit heißem Wasser überbrühen, häuten, halbieren, entkernen und in Würfel schneiden. Die Chilis aufschneiden, Samen und Scheidewände entfernen und klein schneiden. Zwiebel und Knoblauch schälen und in feine Würfel schneiden. Die Paprika halbieren, entkernen, die Trennwände entfernen und in kleine Stücke schneiden. Die Hähnchenbrust in Streifen schneiden. Das Olivenöl in einer Pfanne erhitzen. Das Fleisch unter häufigem Rühren anbraten, in eine Schüssel geben und beiseitestellen. Die Zwiebel- und Knoblauchwürfel in die Pfanne geben und unter Rühren glasig dünsten. Die Chilis dazugeben und kurz anbraten. Etwas Zucker darüberstreuen und leicht glasieren. Das Ganze mit dem Weißwein ablöschen und einkochen lassen. Paprika und Tomaten untermischen, die Hühnerbrühe hinzugeben und alles 10–15 Minuten köcheln lassen. Die Sahne zugeben, das Mehl mit etwas Wasser verrühren und damit die Sauce binden. Das Fleisch wieder hineingeben und kurz aufkochen lassen.

Hähnchen in scharfer Kokosmilch (sehr scharf)
Für zwei Personen
2 Hähnchenbrustfilets
1 frische rote Peperoni
1 Knoblauchzehe
1 TL frisch geriebener Ingwer
1 Limette
12 Minzeblättchen
160 ml Kokosmilch
1 Prise Zucker
½ TL Kurkuma, gemahlen
¼–½ TL Chilipulver
Salz, Pfeffer
2 EL Olivenöl

Die Hähnchen waschen, trocken tupfen und in ca. zwei Zentimeter große Würfel schneiden. Die Peperoni entkernen, den Knoblauch schälen und beides grob hacken. Den Ingwer schälen und fein reiben. Limette auspressen, Minze zupfen. Den Ofen auf 220 °C vorheizen.

Für die scharfe Sauce die Peperoni zusammen mit Knoblauch, Ingwer, Limettensaft, Minze, Kokosmilch, Zucker, Kurkuma und Chilipulver in ein hohes Gefäß geben und mit einem Stabmixer kurz anmixen. Mit Salz und Pfeffer abschmecken. Die Kokosmilch dann in eine Auflaufform gießen und die Hähnchenwürfel darauf verteilen. Mit Öl beträufeln und ca. 15 Minuten auf der mittleren Schiene im Ofen backen.

Lamm Vindaloo

15–20 rote getrocknete Chilischoten (z. B. Cayenne oder Serano)
1 TL Kreuzkümmel
6 Nelken
1 Stück Zimtstange (5 cm)
10 Pfefferkörner
¼ Sternanis
1 TL Mohnsamen
ein Stück frischer Ingwer (ca. 5 cm)
6 Knoblauchzehen
1 EL Tamarindenmark (aus dem Asialaden)
4 TL Apfelessig
700 g Lammfleisch
3 Zwiebeln
75 ml Olivenöl
Salz

Die Chilischoten in Wasser einweichen. Alle Gewürze, den geschälten Ingwer mit Knoblauch und Tamarindenmark mit dem Essig im Mixer pürieren, bis eine glatte Paste entsteht. Das Lammfleisch in Würfel schneiden, mit einem Teil der Gewürzmischung einreiben und etwa 15 Minuten marinieren. Die Zwiebeln fein hacken. Das Olivenöl erhitzen und die Zwiebeln darin 15–20 Minuten braun anschwitzen. Die restliche Gewürzmischung hinzugeben und weitere fünf Minuten unter ständigem Rühren mitschwitzen. Nach Bedarf zwei Esslöffel Wasser hinzufügen. Die Fleischwürfel in dieser Mischung fünf Minuten anschmoren. Einen Liter Wasser zugeben, mit Salz würzen und bei niedriger Temperatur gar köcheln.

Rindfleisch-Fajitas
1 kg Rumpsteak
4 Knoblauchzehen
3 rote Chilischoten
185 ml Olivenöl
2 EL Limettensaft
2 TL Tequila (nach Wunsch)
Pfeffer
1 rote Paprika
1 gelbe Paprika
1 rote Zwiebel
etwas Öl
8 Weizentortillas

Das Fleisch in eine Schüssel geben. Den Knoblauch hacken, die Chilis entkernen und hacken und mit dem Olivenöl, dem Limettensaft und (falls gewünscht) dem Tequila mischen. Die Sauce über das Fleisch gießen, mit Pfeffer würzen, abdecken und über Nacht ruhen lassen.

Am nächsten Tag die Paprika entkernen und in feine Streifen schneiden, die Zwiebel in dünne Ringe schneiden. Das Fleisch portionsweise in einer Pfanne bei starker Hitze etwa vier bis fünf Minuten auf beiden Seiten anbraten. Abkühlen lassen, in Streifen schneiden und etwas Öl in der Pfanne erhitzen, das Fleisch mit den Paprika und Zwiebeln vermischen und hinzugeben und ca. zwei bis drei Minuten knusprig braten. Unterdessen die Tortillas in Alufolie wickeln und zehn Minuten in den auf 150 °C vorgeheizten Backofen legen. Dann die Fajitas auf einen Teller geben und mit den Tortillas servieren.

Fajitas sind ein beliebtes Gericht der Tex-Mex-Küche, das aus gebratenen oder gegrillten und anschließend geschnittenen Rindfleischstreifen besteht, die zusammen mit Chilis in Weizentortillas serviert werden. Die Zubereitung ist nicht schwer.

Scharfe Spareribs
1 kg Schweinerippchen
1 Zwiebel
2 Knoblauchzehen
1 Stück Ingwer (2,5 cm)
2 rote Chilischoten
1 TL Tamarindenmark (aus dem Asialaden)
75 ml Sojasauce
2 EL brauner Zucker

2 EL Erdnussöl
Salz, schwarzer Pfeffer

Die Rippchen waschen und in einen Wok oder eine große Bratpfanne geben. Die Zwiebel würfeln, den Knoblauch zerdrücken, den Ingwer in Scheiben schneiden, die Chilischoten entkernen und klein schneiden. Alles zusammen im Mixer pürieren, bis eine feine Paste entsteht. Das Tamarindenmark in 75 Millilitern Wasser einweichen, ausdrücken und zusammen mit der Sojasauce zur Paste geben. Danach braunen Zucker und Öl zufügen und alles gut verrühren, sodass eine Sauce entsteht. Abschließend mit Salz und Pfeffer würzen und die Sauce über die Rippchen geben. Dann die Rippchen ca. 15 Minuten in der Pfanne braten und dabei wenden, damit sie nicht anbrennen. Den Backofen auf 220 °C vorheizen und die Rippchen ca. 15 Minuten (je nach Größe) weitergaren, bis sie schön knusprig geworden sind. Ab und zu mit etwas Sauce bestreichen und wenden.

Scharfer gebratener Reis
175 g Reis
250 g rote Kidneybohnen aus der Dose
125 g Rinderhackfleisch
1 ½ EL thailändische Fischsauce
1 EL dunkle Sojasauce
4 rote Chilischoten
3 Knoblauchzehen
½ TL Salz

2 EL Öl
10 grüne Bohnen
1 EL Zucker
Salz, Pfeffer
4 EL grob gehacktes Basilikum
1 rote Paprikaschote zum Garnieren

Den Reis nach Packungsanweisung kochen. Die Kidneybohnen abtropfen lassen und zusammen mit dem Hackfleisch in einer Schüssel vermischen. Fischsauce und Sojasauce unterrühren, zudecken und 30 Minuten ziehen lassen. Die Chilis entkernen und fein hacken, den Knoblauch durch die Presse drücken und beides mit dem Salz verrühren. Das Öl in einem Wok erhitzen, die Chili-Knoblauch-Mischung hineingeben und eine Minute unter häufigem Rühren braten. Die Hackfleisch-Bohnen-Mischung in den Wok geben und drei Minuten unter ständigem Rühren garen. Die grünen Bohnen putzen und in ein Zentimeter lange Stücke schneiden und ebenfalls in den Wok geben. Weitere drei Minuten bei mittlerer Hitze garen, dabei häufig umrühren. Den gekochten Reis und den Zucker zugeben und so lange rühren, bis der Reis heiß ist. Mit Salz und Pfeffer abschmecken. Das Basilikum untermischen und den gebratenen Reis auf Tellern anrichten. Die Paprika fein hacken und den Reis damit garnieren.

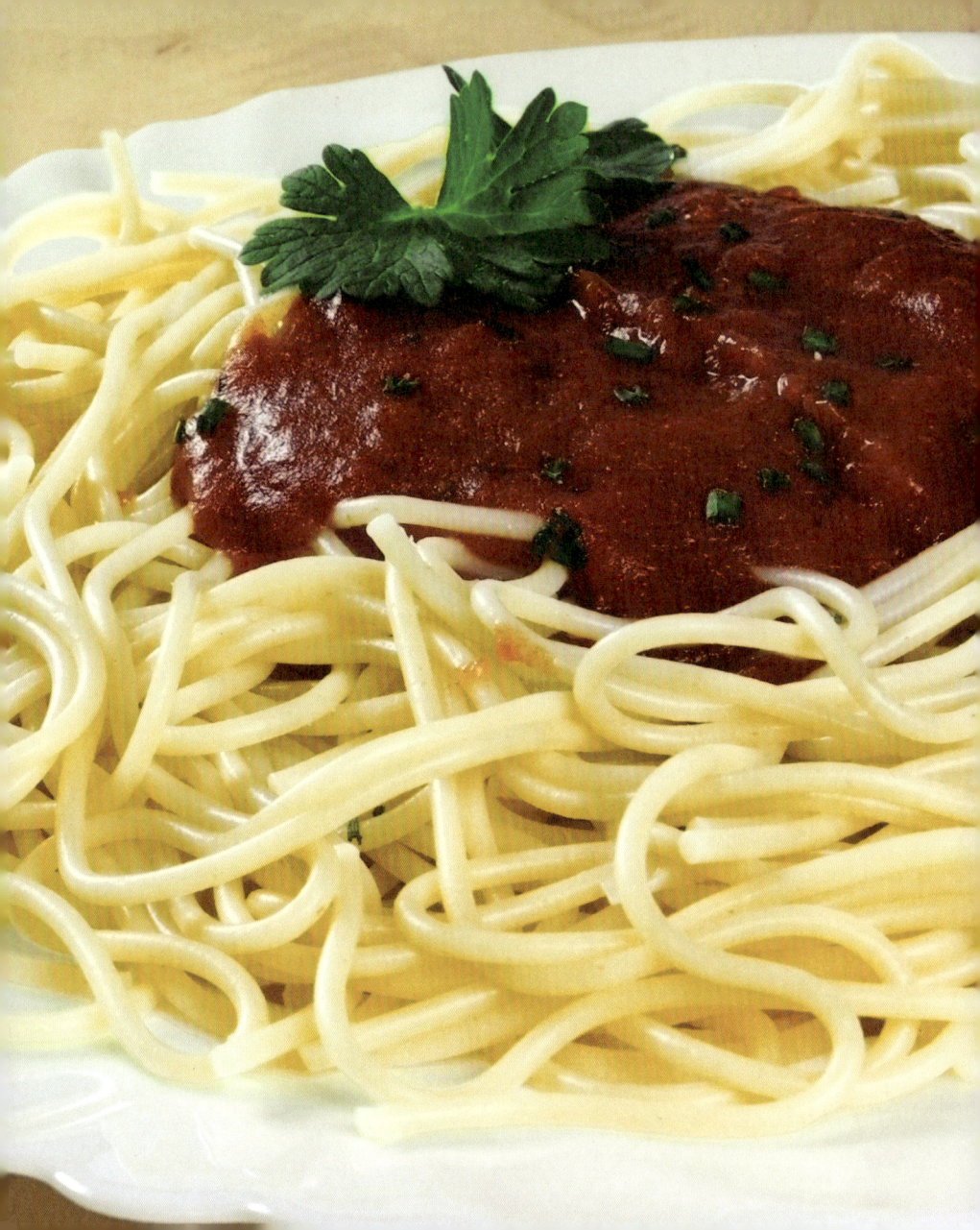

Spaghetti mit Chilisauce

1 Karotte
1 kleine Zwiebel
1 Knoblauchzehe
50 g Speck
Butter
100 g Hackfleisch
1 Dose Tomatenmark
200 ml Fleischbrühe
100 ml Rotwein
Salz, Pfeffer, Oregano
1 Chilischote (z. B. Habanero)
100 g Sahne
250 g Spaghetti

Karotte, Zwiebel und Knoblauch fein hacken. Den Speck ebenfalls fein hacken und zusammen mit dem Gemüse in etwas zerlassener Butter anbraten. Das Hackfleisch hinzugeben und unter ständigem Rühren anbraten. Tomatenmark hinzugeben und mit der Fleischbrühe und dem Rotwein ablöschen. Aufkochen lassen, mit Salz, Pfeffer und Oregano würzen und zugedeckt bei geringer Hitze eine Stunde köcheln lassen. Die Chilischote fein hacken, zu der Sauce geben, die Sahne unterrühren und weitere 20 Minuten köcheln lassen. Die Spaghetti bissfest kochen und mit der fertigen Chilisauce vermischen.

Würzige Fleischbällchen
Für 24 Stück
1 Zwiebel
1 rote Chilischote
2 Knoblauchzehen
½ TL Shrimpspaste
1 EL Korianderkörner
1 TL Kreuzkümmel
1 Ei
450 g Rinderhackfleisch
2 TL Sojasauce
1 TL brauner Zucker
Saft einer halben Zitrone
je 1 Prise Salz, schwarzer Pfeffer
Öl zum Braten
Korianderblätter zum Garnieren

Zwiebel in Würfel schneiden, Chili aufschneiden, entkernen und in kleine Stücke schneiden, Knoblauch zerdrücken und alles zusammen mit der Shrimpspaste im Mixer pürieren. Korianderkörner und Kreuzkümmel im Mörser zerdrücken.

Das Ei verquirlen und zusammen mit dem Hackfleisch, der Zwiebelmischung, Koriander und Kreuzkümmel, Sojasauce, Zucker, Zitronensaft, Salz und Pfeffer zu einer Masse verarbeiten und daraus kleine Bällchen formen. Die Hackbällchen kurz in den Kühlschrank stellen, damit sie fest werden. Das Öl in der Pfanne erhitzen und die Bällchen unter häufigem

Wenden vier bis fünf Minuten braten. Hackbällchen abtropfen lassen und mit Korianderblättern garnieren.

Würziges Pfeffersteak mit Weinbrand-Sahne-Sauce
4 Rinderfiletsteaks à 150 g
2 TL weiße Pfefferkörner
2 TL schwarze Pfefferkörner
4 Pimentkörner
2 Karotten
400 g Bandnudeln
2 EL Sonnenblumenöl
Salz
100 ml Gemüsebrühe
100 g Sahne
3 EL Weinbrand
50 g Crème fraîche

Die Steaks trocken tupfen und auf beiden Seiten mit den grob zerkleiner-ten Pfeffer- und Pimentkörnern ummanteln. Die Karotten schälen und längs in feine Streifen hobeln. Die Nudeln nach Packungsanweisung zu-bereiten. Vier Minuten vor Ende der Kochzeit die Karottenstreifen zuge-ben und mitgaren. Das Öl erhitzen und die Steaks darin bei starker Hitze auf jeder Seite eine Minute braten. Dann die Temperatur etwas reduzie-ren und das Fleisch vorsichtig wenden, damit der Pfeffer nicht abfällt. Je Seite weitere drei bis vier Minuten braten, herausnehmen, mit Salz wür-zen und warm halten (in Alufolie wickeln). Den Bratensatz mit Brühe,

Sahne und Weinbrand loskochen. Die Crème fraîche einrühren, die Sauce einkochen lassen und würzen. Nudeln und Karotten abgießen und kalt abschrecken. Mit je einem Steak anrichten und mit der Sahnesauce servieren.

Fisch

Koriander-Thunfischsteak mit Mango-Salsa
2 kleine rote Chilischoten
4 Knoblauchzehen
1 Stück frischer Ingwer (3 cm)
30 g frische Korianderblätter
2 EL Olivenöl
4 Thunfischsteaks

Für die Mango-Salsa:
1 Mango
1 kleine rote Zwiebel
15 g frische Korianderblätter
2 EL Limettensaft

Die Chilischoten entkernen und fein hacken, Knoblauch und Ingwer hacken und alles zusammen mit dem Koriander und dem Olivenöl in eine Küchenmaschine geben und zu einer Paste mischen. Den Thunfisch von beiden Seiten mit einer dünnen Schicht bedecken, die Steaks abdecken, in den Kühlschrank stellen und ein bis zwei Stunden ruhen lassen.

Für die Salsa die Mango schälen und in kleine Würfel schneiden. Die Zwiebel in feine Ringe schneiden, den Koriander fein hacken und mit den Mangostücken und dem Limettensaft vermischen. Abdecken und 20 Minuten ruhen lassen.

Einen Holzkohlegrill vorbereiten und entzünden. Die Thunfischsteaks von beiden Seiten ca. drei bis vier Minuten braten. Mit der Salsa servieren.

Knoblauchgarnelen

5 Knoblauchzehen
½ Bund Petersilie
24 große Garnelen
3 EL Olivenöl
1 getrocknete rote Chilischote
100 ml Gemüsebrühe
24 Holzspießchen

Den Backofen auf 200 °C vorheizen. Den Knoblauch und die Petersilie fein hacken. Die Garnelen schälen, entdarmen, waschen und abtropfen lassen. Das Öl in einer Pfanne erhitzen und den Knoblauch darin anbraten. Die Chili zerdrücken und zum Knoblauch geben. Die Petersilie ebenfalls zugeben und zwei Minuten unter Rühren mitbraten. Die Garnelen und die Gemüsebrühe zugeben. In den Backofen stellen und etwa 15 Minuten garen lassen. Dann in jede Garnele ein Holzspießchen stecken und die Garnelen im Sud servieren.

Nudeln mit Fischcurry

250 g Kabeljaufilet

1 l Kokosmilch

3 EL rote Currypaste (aus dem Asialaden oder selbst gemacht, siehe Seite 165)

3 EL thailändische Fischsauce

200 g Nudeln

125 g grüne Bohnen

125 g Sojabohnensprossen

125 ml Kokoscreme

1 rote Chilischote zum Garnieren

25 g Basilikumblätter

Den Kabeljau zusammen mit 250 Millilitern Wasser in einen Topf geben und kurz aufkochen. Dann die Hitze reduzieren und so lange köcheln, bis der Fisch zerfällt, wenn man mit der Gabel hineinsticht (ca. acht bis zehn Minuten). Den Fisch aus dem Topf nehmen und mit der Gabel zerpflücken. Den Fischfond zurückbehalten.

Den zerkleinerten Fisch mit der Kokosmilch in einen sauberen Topf geben und bis kurz vor dem Siedepunkt erhitzen. Den Fischfond einrühren. Die Currypaste und die Fischsauce zum Fisch geben und 15 Minuten köcheln lassen.

Unterdessen zwei große Töpfe mit Wasser füllen und zum Kochen bringen. In einem Topf die Nudeln nach Packungsanweisung kochen, im anderen die grünen Bohnen ca. drei Minuten und die Sojabohnensprossen eine Minute kochen. Nudeln und Bohnen in einem Sieb abtropfen las-

sen. Nudeln auf einer Platte anrichten, Bohnen und Sojasprossen danebenlegen und alles im vorgeheizten Ofen bei 160 °C wärmen. Wenn das Fischcurry angedickt ist, die Kokoscreme unterrühren. Das Curry zum Kochen bringen, vom Herd nehmen und über die Nudeln geben.
Die Chilis entkernen und in feine Ringe schneiden. Das Fischcurry mit den Chilis und dem Basilikum garnieren und sofort servieren.

Pfeffer-Forelle
1 EL grüne Pfefferkörner
1 EL rote Pfefferkörner
2 EL Olivenöl
4 Räucherforellenfilets
1 Stück Baguette

Die grünen Pfefferkörner abspülen und zusammen mit den roten Pfefferkörnern fein hacken und mit Olivenöl vermischen. Die Forellenfilets auf beiden Seiten mit dieser Mischung bestreichen. Dann auf einen Teller legen, mit Klarsichtfolie abdecken und bei Zimmertemperatur eine Stunde marinieren lassen. Zusammen mit einem Stück Baguette servieren.

Thunfisch in Orangen-Chili-Sauce
1 Limette
2 Thunfischkoteletts
1 Schalotte
1 frische rote Peperoni

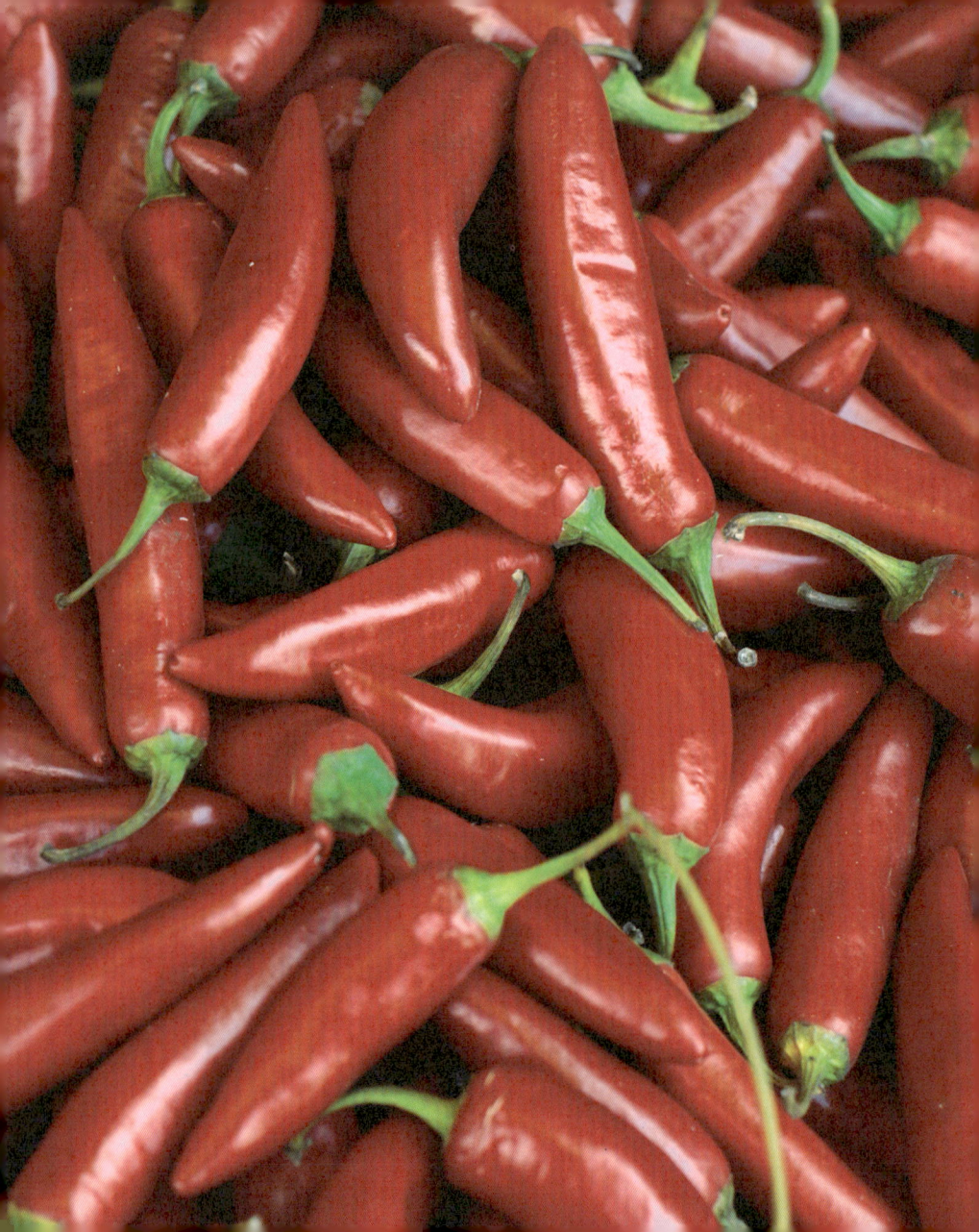

1 EL frisch geriebener Ingwer
3 Orangen
2 EL Olivenöl
¼ TL Chilipulver
Salz, schwarzer Pfeffer
1 EL trockener Weißwein
1–2 EL Sonnenblumenöl

Die Limette auspressen. Den Thunfisch abspülen, trocken tupfen und mit einem Esslöffel Limettensaft beträufeln. Die Schalotte in feine Würfel schneiden, die Peperoni entkernen und ebenfalls in feine Würfel schneiden. Den Ingwer schälen und reiben. Die Orangen auspressen.
Für die Orangen-Chili-Sauce Schalotte und Peperoni in zwei Esslöffeln Olivenöl sanft andünsten. Orangensaft, Chilipulver, einen Esslöffel Limettensaft, Salz und Pfeffer dazugeben. Fünf Minuten sanft köcheln und mit Weißwein abschmecken.
Das Sonnenblumenöl in einer Pfanne erhitzen, Thunfisch einlegen und pro Seite zwei bis drei Minuten scharf braten. Mit Limettensaft, Salz und Pfeffer würzen. Dann den Thunfisch mit der Orangen-Chili-Sauce beträufeln und servieren.

Vegetarisches

Kartoffeln mit Jalapeños nach Texas-Art
Für zwei Personen
6–8 mittelgroße Kartoffeln

1 Zwiebel
2 EL Sonnenblumenöl
½ TL Kümmel
3 Tomaten
2–6 EL eingelegte Jalapeños (je nach gewünschter Schärfe)
Salz
1–2 Eier pro Person
½ Avocado
100 g Käse (z. B. Gouda)

Die Kartoffeln schälen und in Scheiben schneiden. Die Zwiebel schälen und fein hacken. Einen Esslöffel Sonnenblumenöl in einer großen Pfanne erhitzen und die Zwiebel darin leicht anschwitzen. Die Kartoffelscheiben und den Kümmel dazugeben und alles unter Rühren leicht anbraten. Die Tomaten in Stücke schneiden, hinzugeben und mitbraten. Die Jalapeños fein hacken, hinzufügen und abschmecken. In einer anderen Pfanne Spiegeleier braten. Die halbe Avocado schälen, entkernen und das Fruchtfleisch in dünne Scheiben schneiden. Den Käse in Streifen schneiden. Die gebratenen Kartoffeln zusammen mit Spiegeleiern, Avocadoscheiben und Käsestückchen auf einem Teller anrichten und servieren.

Kenianischer Bohneneintopf (Dengu)
225 g Mungbohnen
2 Knoblauchzehen
1 rote Zwiebel

2 EL Butter
2 EL Tomatenpüree
½ grüne Paprika
½ rote Paprika
1 grüne Chilischote

Mungbohnen über Nacht einweichen. Am nächsten Tag die Bohnen in einen Topf geben, mit Wasser bedecken und kochen, bis sie gar sind. Dann die Bohnen mit einer Gabel grob zerdrücken. Den Knoblauch zerdrücken und die Zwiebel hacken. Die Butter in einer Bratpfanne erhitzen, Knoblauch und Zwiebel hineingeben und vier bis fünf Minuten goldbraun dünsten, das Tomatenpüree zugeben und unter ständigem Rühren zwei bis drei Minuten weiterdünsten lassen. Die Paprika entkernen und in Würfel schneiden, die Chili ebenfalls entkernen und klein schneiden und alles zusammen mit den Bohnen in die Pfanne geben. 300 Milliliter Wasser zufügen und alle Zutaten miteinander vermischen. In eine saubere Pfanne umfüllen und weitere zehn Minuten köcheln lassen. Dann sofort servieren.

Pasta mit grünem Pfeffer
Für zwei Personen
250 g rosa Champignons
1 Bund Frühlingszwiebeln
3 EL Olivenöl
Salz
200 ml Tomatenpüree

100 g Sahne
2 EL grüner Pfeffer aus dem Glas
200 g Spiralnudeln (Fusilli)
3 EL Petersilie
Pfeffer

Die Champignons putzen und in feine Scheiben hobeln. Die Frühlingszwiebeln ebenfalls putzen und in drei Millimeter dicke Röllchen schneiden. Das Olivenöl in einer Pfanne erhitzen, die Champignons hineingeben und bei starker Hitze fünf Minuten braten. Die Frühlingszwiebeln
beifügen und mitbraten, leicht salzen. Das Tomatenpüree einrühren, erhitzen, dann die Sahne und den grünen Pfeffer zufügen. Abschmecken
und auf kleiner Flamme schmoren. Nudeln nach Packungsanweisung
kochen, dann abgießen, mit der Pilz-Zwiebel-Sauce vermischen, mit gehackter Petersilie und gemahlenem Pfeffer bestreuen und servieren.

Tagliatelle mit Pfeffer
Für zwei Personen
1 ½ EL schwarze Pfefferkörner
125 g Pecorino-Romano-Käse
400 g Bandnudeln (Tagliatelle)
1 EL Olivenöl

Die Pfefferkörner im Mörser zerstoßen. Den Käse reiben und die Nudeln
nach Packungsanweisung zubereiten. Die Nudeln durch ein Sieb abgießen und dabei eine Tasse Nudelwasser zurückbehalten. Die Nudeln wie-

der in den Topf geben und mit 100 Gramm geriebenem Käse, Pfeffer und einer halben Tasse Nudelwasser vermischen. Mit Olivenöl und dem restlichen Käse auf einem Teller anrichten.

Nachspeisen

Chili-Eis
250 ml Sahne
250 ml Milch
180 g Zucker
Eigelb von 5 Eiern
je 1 grüne und rote Chilischote
Melissenblättchen oder Minzeblättchen

Sahne und Milch aufkochen, den Zucker darin auflösen. Eigelb verquirlen und einrühren, die Masse erneut erhitzen und einmal aufwallen, aber nicht kochen lassen. Die Chilischoten in winzige Würfel schneiden und einrühren. Dann die ganze Masse einfrieren (ca. sechs Stunden lang). Zum Servieren mit einem Eislöffel Kugeln formen und auf Desserttellern oder in kleinen Schalen anrichten. Mit Melissen- oder Minzeblättchen garnieren.

Chili-Karamell-Brownies
400 g Schokolade (Bitterschokolade)
100 g Schokolade (Karamell-Vollmilch)

40 g Schokolade (Chili-Feinherb)
300 g Butter
10 Eier
450 g Zuckcr
2 Prisen Salz
2 Päckchen Vanillezucker
20 g Kakaopulver
100 ml Sonnenblumenöl
1 TL Zimtpulver
300 g Mehl

Die Schokolade mit der Butter zusammen in eine Glasschale geben und bei 50–60 °C im Backofen schmelzen. In der Zwischenzeit die Eier, Zucker, Salz, Vanillezucker, Kakaopulver, Sonnenblumenöl und Zimt in einer großen Schüssel schaumig schlagen. Die geschmolzene Schokolade und Butter langsam unterrühren, dann das Mehl durch ein Sieb zugeben und ebenfalls verrühren. Ein Backblech mit Backpapier auslegen, den Teig daraufgeben und glatt streichen. Im vorgeheizten Ofen bei 160 °C etwa 25–30 Minuten backen.

Erdbeeren mit grünem Pfeffer
500 g Erdbeeren
Zitronensaft
Zucker oder Vanillezucker
2 EL grüner Pfeffer
Minzeblätter

Chili-Schokolade: süß-scharfe Köstlichkeit

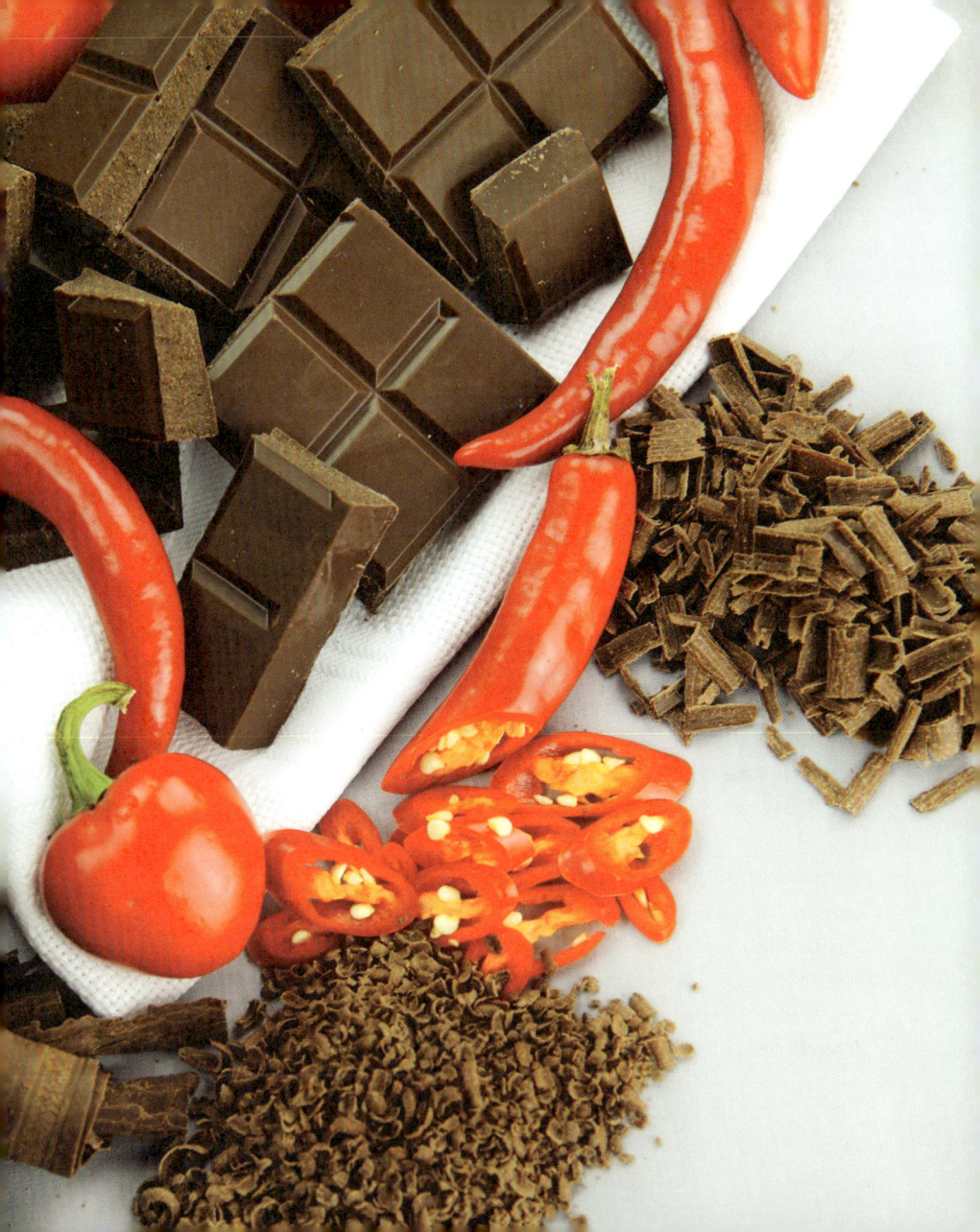

Die Erdbeeren waschen, halbieren und in Dessertschälchen verteilen. Etwas Zitronensaft darübergeben. Mit Zucker oder Vanillezucker süßen und grüne Pfefferkörner darüberstreuen. Mit Minzeblättchen garnieren.

Feurige Schokoladen-Mousse
125 g halbbittere Schokolade
125 g Vollmilch-Schokolade
5 EL Likör
1 TL gemahlene rote Chilis (getrocknet)
½ l Schlagsahne
8 EL Puderzucker
geraspelte Schokolade zum Garnieren

Die Schokolade zerkleinern und zusammen mit dem Likör und den Chilis in einen Topf geben. Unter ständigem Rühren erhitzen, bis die Schokolade schmilzt. Vom Herd nehmen und abkühlen lassen, bis die Schokolade lauwarm ist. Unterdessen die Sahne schlagen und den Puderzucker dazugeben. Zunächst ein Viertel der Sahne unter die Schokolade heben, dann den Rest zugeben. Die Mousse in kleine Schälchen füllen und kalt stellen. Kurz vor dem Servieren mit der geraspelten Schokolade garnieren. (Zu diesem Rezept s. Quellenhinweis S. 173)

Schokoladen-Chili-Kuchen
2 Chilischoten
250 g Butter
250 g Schokolade (Kakaoanteil 70%)

4 Eier
250 g Zucker
100 g Mehl
½ TL Backpulver

Die Chilischoten entkernen und fein hacken. Die Butter und die Schokolade in einem Topf langsam schmelzen, dann wieder etwas abkühlen lassen. Die Eier mit dem Zucker schaumig rühren, die abgekühlte Butter-
schokoladenmasse unterrühren, anschließend Mehl, Backpulver und
Chili dazugeben und verrühren. Eine Springform mit Backpapier auslegen, den Teig hineingeben und den Kuchen bei 190 °C ca. 35 Minuten
lang backen.

Schoko-Pfeffer-Kekse
Für ca. 35 Kekse
250 g Mehl
60 g Zucker
1 Ei
125 g gesalzene Butter
1 EL Kakaopulver
45 g Puderzucker
200 g Marzipanrohmasse
80 g bunte Pfefferkörner
150 g Kuvertüre
1 EL Butter

Mehl, Zucker, Ei und Butterflöckchen zu einem glatten Teig verkneten. In Frischhaltefolie ca. eine Stunde kühlen und in der Zwischenzeit den Backofen auf 180 °C vorheizen. Die Arbeitsfläche mit Mehl bestäuben, den Teig darauf ca. drei Millimeter dick ausrollen und kleine Quadrate (ca. 3,5 Zentimeter Seitenlänge) ausstechen. Backbleche mit Backpapier auslegen, die Plätzchen darauf anrichten und im Ofen ca. zehn bis zwölf Minuten backen.

Für die Füllung Kakao und Puderzucker sieben. Zusammen mit dem Marzipan und einem Teelöffel fein gemahlenem Pfeffer zu einer glatten Masse verkneten und zu einer Rolle formen. In Frischhaltefolie wickeln und ca. 20 Minuten kalt stellen. Die Marzipanrolle in ca. 35 Scheiben schneiden. Jede Scheibe auf einen abgekühlten Keks legen, einen zweiten Keks darauflegen und leicht andrücken.

Für die Verzierung die Kuvertüre mit einem Esslöffel Butter über einem heißen Wasserbad schmelzen lassen und gut verrühren. Die Kekse dann darin eintauchen, die feuchte Schokolade mit grobem Pfeffer bestreuen und trocknen lassen.

Saucen, Dips und Chutneys

Chili-Ketchup
500 g reife Tomaten
200 g rote Paprika
½ bis 1 Chili (Habanero), je nach gewünschter Schärfe
100 g Zwiebeln

1 Lorbeerblatt
200 g Essig
20 g Salz
80 g Zucker
1 TL Sojasauce
1 TL süßes Paprikapulver
1 TL Petersilie
1 TL Schnittlauch
1 TL Dill
1 TL Liebstöckel
20 g Stärke
Salz, Pfeffer

Tomaten, Paprika, Habanero und Zwiebel in Würfel schneiden und mit dem Lorbeerblatt kurz in einem halben Liter Wasser aufkochen. Etwa 15 Minuten kochen lassen, dann die Masse durch ein Küchensieb streichen. Die restlichen Zutaten zugeben, mit Salz und Pfeffer abschmecken und alles noch einmal eine Stunde auf mittlerer Temperatur köcheln, bis das Ketchup eingedickt ist. Das fertige Ketchup in ein sterilisiertes Glasgefäß füllen, abkühlen lassen und im Kühlschrank aufbewahren.

Um das Glasgefäß zu sterilisieren, stellen Sie es zehn Minuten lang mit der Öffnung nach unten oder zur Seite in einen Topf mit etwas kochendem Wasser – aber Vorsicht: Passen Sie auf, dass Sie sich dabei nicht verbrühen!

Chilisauce (sehr scharf)
1 EL Olivenöl
1 TL Curry, scharf
2 Chilischoten
Honig oder Ahornsirup
Koriander

Alle Zutaten gut vermischen, kurz aufkochen lassen und einen Tag ziehen lassen.
Diese feurige Sauce passt hervorragend zu Thaigerichten.

Dip
1 rote Zwiebel
2 milde Peperoni, sauer eingelegt
2 EL Olivenöl
¼ l Milch
250 g Käse (Schmelzkäsescheiben)
200 g Frischkäse
1 TL Worcestershiresauce
1 TL Sojasauce
1 TL Tabasco
1 Prise Zucker

Die Zwiebel in feine Würfel, die Peperoni in feine Ringe schneiden. Das Olivenöl erhitzen, die Zwiebel und die Peperoni darin glasig anschwitzen, die Milch dazugeben und alles zusammen aufkochen lassen. Wenn

Grüne Thai-Chilis eignen sich zur Herstellung der »Grünen Currypaste«.

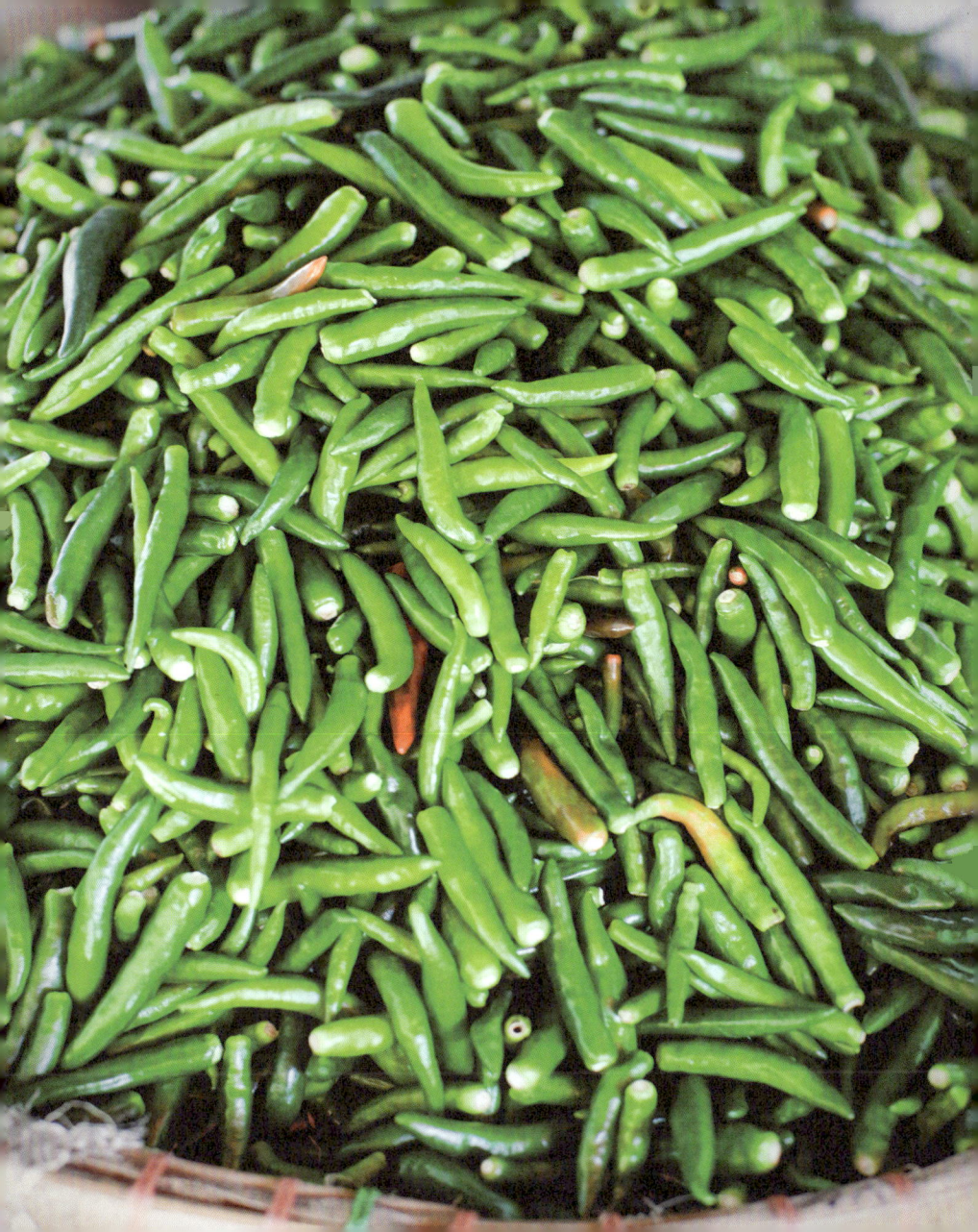

die Milch kocht, die Hitze reduzieren und den Scheibenkäse in der Flüssigkeit auflösen. Dann den Frischkäse unterrühren und mit den restlichen Zutaten abschmecken.

Einfache Chilisauce
2 Knoblauchzehen
4 EL thailändische Fischsauce
2 EL Zitronensaft
1 EL brauner Zucker
1 EL Chilipulver

Den Knoblauch schälen und im Mörser zerstampfen. Die Fischsauce, den Zitronensaft, den Zucker und das Chilipulver dazugeben. So lange verrühren, bis sich der Zucker gelöst hat.

Grüne Currypaste
15 kleine grüne Chilischoten
4 Knoblauchzehen, halbiert
2 Stängel fein gehacktes Zitronengras oder ¼ TL abgeriebene Zitronenschale
2 Kaffir-Zitronenblätter, zerpflückt
2 Schalotten, gehackt
50 g Korianderzweige mit Wurzeln, gehackt
1 Stück frische Ingwerwurzel (2,5 cm), geschält und gehackt
2 TL Koriandersamen
1 TL schwarze Pfefferkörner

1 TL fein abgeriebene Limettenschale
½ TL Salz
2 EL Erdnussöl

Die Chilis entkernen und grob hacken und zusammen mit den restlichen Zutaten pürieren und zu einer dicken Paste verarbeiten. Die Paste in einen luftdicht verschlossenen Behälter geben. Im Kühlschrank ist die grüne Currypaste etwa drei Wochen haltbar.

Guacamole (Avocado-Dip)
1 Avocado
1 Tomate
1 Knoblauchzehe
2 TL fein gehackte Zwiebel
1 kleine scharfe Chili
1 getrocknete Chilischote
1 TL Cilantro (gehacktes Korianderkraut)
1 TL Limettensaft
Salz, Pfeffer

Die Avocado halbieren, entkernen, mit einem Löffel das Fruchtfleisch herausschälen, in eine Glasschüssel geben und mit einer Gabel gut zerdrücken. Die Tomate in kleine Würfel schneiden, den Knoblauch fein hacken und mit den übrigen Zutaten zur Avocado geben und zu einer gleichmäßigen Paste verrühren. Mit Salz und Pfeffer abschmecken.
Die Guacamole passt am besten zu Tortilla-Chips.

Indisches Minz-Chutney
1 Bund frische Minze
½ Bund frisches Koriandergrün
1 grüne Chilischote
1 Knoblauchzehe
Saft einer halben Zitrone
Salz
2 EL Joghurt

Minze, Koriander, Chili und Knoblauch klein hacken, mit dem Zitronensaft und eventuell etwas Wasser fein pürieren, nach Geschmack salzen
und Joghurt unterrühren.
Dieser Dip passt hervorragend zu indischen Snacks wie z. B. Samosas.

Katschunbali-Relish aus Tansania
2 rote Zwiebeln
4 Tomaten
1 grüne Chilischote
½ Gurke
1 Karotte
Saft einer Zitrone
Salz, Pfeffer

Zwiebeln und Tomaten in dünne Scheiben schneiden und in eine Schüssel geben. Die Chili der Länge nach aufschneiden, entkernen und klein
schneiden. Gurke und Karotte schälen, in Scheiben schneiden und zu

den Zwiebeln und Tomaten geben. Den Zitronensaft über dem Gemüse auspressen, mit Salz und Pfeffer würzen und alles gut verrühren.
Dieses Relish kann gut zu einem Salat oder gegrillten Fleisch- und Fischgerichten gereicht werden.

Melonen-Chili-Salsa
340 g Honigmelone
1 rote Zwiebel
2 rote Chilischoten
1 EL fein gehackter Koriander
2–3 EL frisch gepresster Limettensaft

Die Honigmelone in feine Würfel schneiden, die Zwiebel fein hacken, die Chilischoten entkernen und fein hacken. Alles zusammen mit dem Koriander in eine Schüssel geben und gut vermischen. Limettensaft untermischen und sofort servieren.

Mittelscharfer Dip
200 g saure Sahne (oder Schmand)
200 g fettarmer Joghurt
3–4 EL Habanero Hot Sauce
Petersilie, Minzeblättchen oder andere Kräuter nach Wahl

Die Zutaten gut verrühren und bis zum Servieren kalt stellen. Wer möchte, kann den Dip kurz vor dem Servieren mit Petersilie, Minzeblättchen oder anderen Kräutern garnieren.

Dieser Dip passt zu Fondue, Sellerie- oder Karotten-Sticks, Crackern oder Mais-Chips.

Papaya-Ananas-Salsa mit scharfer Kokosmilch
1 frische Scheibe Ananas (ca. 200 g)
1 kleine Papaya
1 frische rote Peperoni
1 TL Ingwer
10 Stängel Koriandergrün
100 ml Kokosmilch
2 EL Limettensaft
1 Msp. Kreuzkümmel
Salz, schwarzer Pfeffer

Die Ananas schälen, Augen und Strunk entfernen. Die Papaya halbieren, entkernen und schälen. Ananasscheiben und Papaya in Würfel schneiden. Die Peperoni längs halbieren, entkernen und fein würfeln. Ingwer schälen und sehr fein reiben. Koriander waschen und fein hacken.
Für die scharfe Kokosmilch die Kokosmilch zusammen mit der Peperoni, Limettensaft, Ingwer und Kreuzkümmel in ein hohes Gefäß geben und einmal kurz mit dem Stabmixer aufmixen. Mit Salz und Pfeffer abschmecken. Zum Schluss gehacktes Koriandergrün zufügen und die scharfe Kokosmilch über die Tropenfrüchte gießen.

Pikantes Ananas-Relish
400 g Ananasstücke in Saft (aus der Dose)
2 EL Zucker
2 EL Weinessig
Salz, schwarzer Pfeffer
1 Knoblauchzehe
4 Frühlingszwiebeln
2 rote Chilischoten
10 Basilikumblätter

Den Ananassaft abgießen und etwa 60 Milliliter davon zurückbehalten. Diesen Saft zusammen mit dem Zucker und dem Essig in einen kleinen Topf geben und leicht erhitzen. Dabei ständig umrühren, bis der Zucker sich aufgelöst hat. Dann den Topf vom Herd nehmen und mit Salz und Pfeffer abschmecken. Knoblauch und Frühlingszwiebeln klein schneiden. Chilis entkernen und in Streifen schneiden, die Basilikumblätter ebenfalls klein schneiden. Ananas, Knoblauch, Zwiebeln und Chili in einer Schüssel vermischen und zur Sauce geben. Fünf Minuten kühl stellen, dann die Basilikumblätter dazugeben.
Dieses Relish schmeckt gut zu Grillhähnchen oder Schweinebauch.

Rote Currypaste
6 getrocknete rote Chilischoten
2 EL gehacktes Zitronengras oder ¼ TL abgeriebene Zitronenschale
1 TL gehackte Korianderstängel
2 Schalotten, gehackt

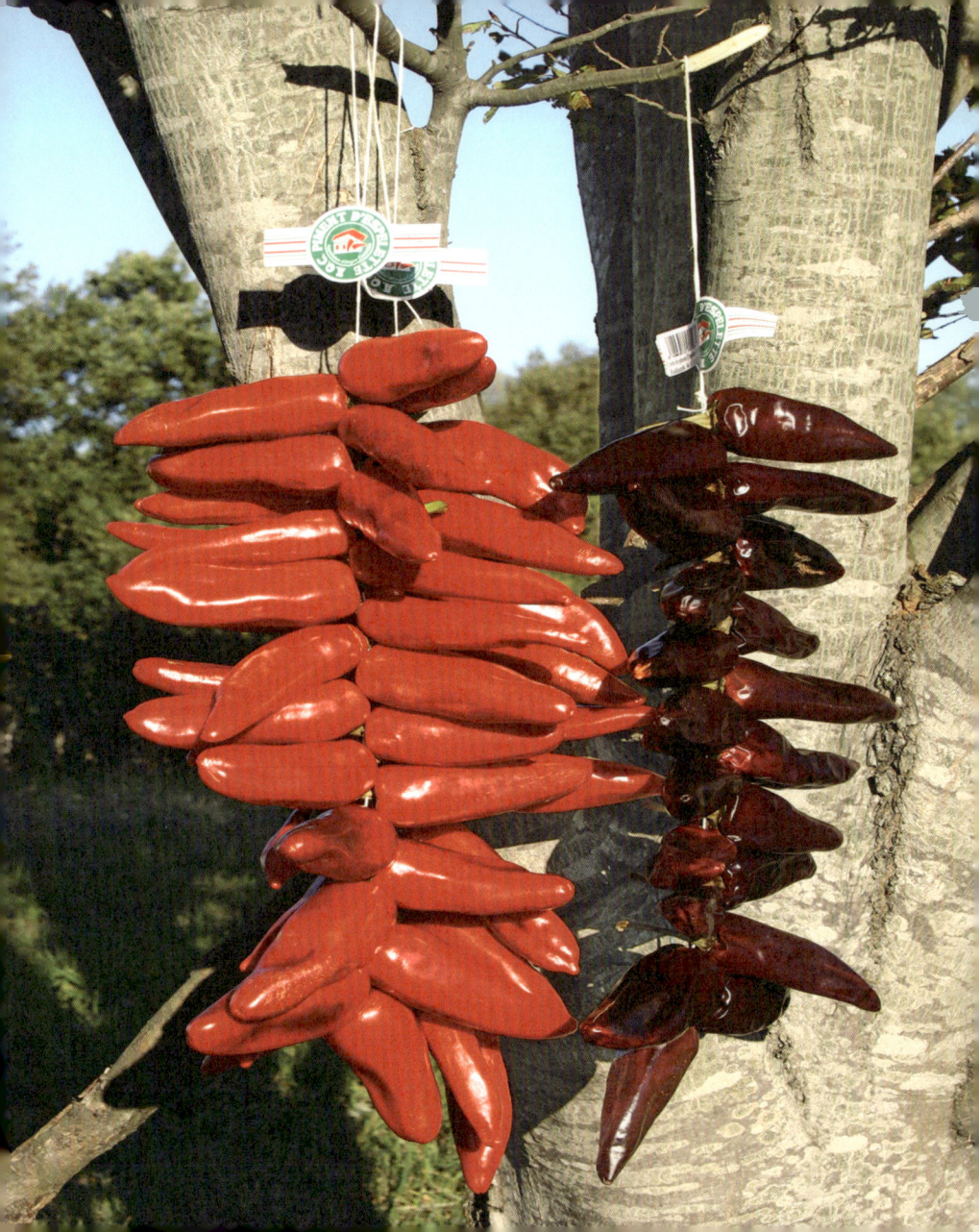

1 EL gehackter Knoblauch
1 TL gehackter Galgant oder frische Ingwerwurzel
2 TL Koriandersamen
1 TL Kreuzkümmelsamen
6 weiße Pfefferkörner
1 TL Salz
1 TL Garnelenpaste

Die Chilis entkernen und grob hacken und zusammen mit den restlichen Zutaten pürieren und zu einer dicken Paste verarbeiten. Die Paste in einen luftdicht verschlossenen Behälter geben. Im Kühlschrank ist die rote Currypaste etwa drei Wochen haltbar.

Sambal Oelek
Für zwei Portionen
5 Knoblauchzehen
ca. 30–40 getrocknete Cayenneschoten
3–4 EL Limetten- oder Zitronensaft
1 EL Zucker
1 EL Erdnussöl

Den Knoblauch hacken. Die Stiele der Cayenneschoten entfernen und die Schoten etwa 20 Minuten lang in heißem Wasser einweichen. Wasser abgießen und zusammen mit den übrigen Zutaten im Mixer pürieren. Kühl stellen und innerhalb weniger Tage verbrauchen.

Piment d'espelette, frisch und getrocknet – eine besondere Chilisorte aus dem französischen Baskenland, fast zu kostbar für die Herstellung der »Roten Currypaste«.

Tomaten-Peperoni-Sauce

1 große Zwiebel
3 Knoblauchzehen
1–2 frische rote Peperoni
4 EL Olivenöl
1 kleine Dose geschälte Tomaten (Abtropfgewicht 240 g)
2 Flaschentomaten
1 TL frisch geriebener Ingwer
1 Msp. Cayennepfeffer
Salz, schwarzer Pfeffer
10 frische Minzeblättchen

Die Zwiebel und den Knoblauch in kleine Würfel schneiden. Die Peperoni der Länge nach halbieren, entkernen und ebenfalls klein schneiden. Alles zusammen in Olivenöl andünsten. Sobald das Gemüse weich ist, die Dosentomaten zugeben. Die Flaschentomaten entkernen, in kleine Würfel schneiden und in der Sauce erwärmen. Mit Ingwer, Cayennepfeffer, Salz und Pfeffer würzen, dann die Minze hacken und ebenfalls zur Sauce geben.
Diese Sauce passt zu Nudelgerichten.

Getränke

Mango-Peperoni-Shake
Für eine Portion
1 kleine reife Mango
1 EL frisch geriebener Ingwer
2 Becher Naturjoghurt à 150 g
1 frische rote Peperoni
2 Orangen
2–3 EL Limettensaft

Die Mango schälen, entkernen und das Fruchtfleisch grob zerkleinern. Die Mangostückchen, den Ingwer und einen Becher Joghurt in ein hohes Gefäß geben und mit dem Stabmixer cremig mixen. Die Peperoni der Länge nach halbieren, entkernen und in feine Würfel schneiden. Die Orangen auspressen. Beides zusammen mit dem zweiten Joghurt zum Mango-Ingwer-Joghurt-Gemisch geben und noch einmal aufmixen. Mit Limettensaft abschmecken.

Mexikanischer Kakao
Für eine Tasse
2 grüne Chilischoten
½ Stange Bourbon-Vanille
150 g Kakaopulver (echter Kakao)
4 EL Honig

Die Chilischoten entkernen, in Stücke schneiden und in ca. 400 Milliliter Wasser geben. Die halbe Vanillestange zugeben und das Ganze 15 Minuten bei niedriger Hitze köcheln lassen. Den Kakao mit etwas Wasser verrühren und zu dem Wasser mit den Chilischoten und der Vanille geben. Kurz aufkochen lassen, die Vanillestange herausnehmen und das Getränk mit einem Mixstab pürieren. Zum Schluss den Honig in das Kakaogetränk rühren und das Getränk in zwei Tassen füllen.

Scharfer Kakao
Für eine Tasse
5 TL Kakaopulver
1–2 TL Zimt
1–2 Msp. Kardamom
1 Msp. Nelken
das Innere (Mark) einer halben Vanilleschote
roter Chilipfeffer (nach Geschmack)
4–6 TL Zucker oder Honig

Das Kakaopulver in 250 Milliliter Wasser einrühren, die restlichen Zutaten zugeben und mischen und fünf Minuten kochen lassen.

Spicy Mary
Für einen Drink
60 ml Tequila
90 ml Tomatensaft
1 ½ TL Limettensaft

1 Spritzer Worcestershiresauce
1 Prise Selleriesalz
1 Prise schwarzer Pfeffer, gemahlen
1–2 TL Chipotle Hot Sauce
1 Limettenscheibe

Alle Zutaten gut verrühren und über Eiswürfel oder gecrushtes Eis schütten. Mit einer Limettenscheibe garnieren.

Anhang

Adressen und Bezugsquellen

Wer sich für das Thema Gewürze interessiert, kann sich im Hamburger Gewürzmuseum genauer informieren:

Spicy's Gewürzmuseum
Am Sandtorkai 32
20457 Hamburg
Tel.: 040 367989
www.spicys.de

Bezugsquellen für Chilis und Chiliprodukte (onlineshops):
Chili Food – Die schärfsten Produkte der Welt
Robert-Bunsen-Str. 1
67098 Bad Dürkheim
Tel.: + 49(0)6322 989482
Fax: + 49(0)6322 989497
www.chilifood.de

Suncoast Peppers GmbH
Pepperworld Hot Shop
Ottenbergweg 5
88079 Kressbronn

Tel.: + 49(0)7543 500997
Fax: + 49(0)7543 500998
www.pepperworld.com

Pepper King e.K.
Lise-Meitner-Str. 5
38268 Lengede Broistedt
Tel.: + 49(0)5341 8039477
Fax: + 49(0)5341 8039479
www.pepper-king.com

Quellenhinweis

Das Rezept »Feurige Schokoladen-Mousse« auf Seite 154 stammt – mit leichten Variationen – aus dem Buch »Das Chili-Pepper-Buch. Wissenswertes, Anbau, Produkte und Rezepte rund um Chili, Paprika & Co.« von Harald Zoschke (Kressbronn 2008).

Dank

Wir bedanken uns bei Harald Zoschke von pepperworld.com für die Fotos auf den Seiten 2, 8, 17, 23, 48, 75 und 166.

Die Autorinnen

Birgit Adam, Jahrgang 1971, lebt und arbeitet in Augsburg als Autorin, Übersetzerin und Lektorin. Bei ausgedehnten Reisen in ferne Länder hat sie sich für Gewürze wie Chili und Pfeffer zu interessieren begonnen.

Natascha Becker, Jahrgang 1971, ist Journalistin und Buchautorin mit dem Schwerpunkt Gesundheit. Als leidenschaftliche Hobbyköchin beschäftigt sie sich seit vielen Jahren mit dem Thema Ernährung. Bei Herbig sind ihre Ratgeber »Nierensteine und Blasenerkrankungen« (mit Matthias Keil) und »Die Hüft-Sprechstunde« (mit Dr. Wolfgang Ditzen) erschienen.

Bildquellen

S. 2, 8, 17, 23, 48, 75, 166 © Harald Zoschke – pepperworld.com, S. 29 © Bernd Jürgens – Fotolia.com, S. 40 © shutterstock, S. 55 © Vasil Vasilev – Fotolia.com, S. 61 © Daniel Käfer – Fotolia.com, S. 70 © Sandra Cunningham – Fotolia.com, S. 80 © Ina Popp – Fotolia.com, S. 90 © Iwona Gradzka – Fotolia.com, S. 97 © Kristian Peetz – Fotolia.com, S. 101 © Michael Stumpf – Fotolia.com, S. 105 © Kheng Guan Toh – Fotolia.com, S. 110 © Simone van den Berg – Fotolia.com, S. 116 © B. und B. GbR Silvia Bogdanski – Fotolia.com, S. 124 © Matthias Mrugowski – Fotolia.com, S. 130 © GbR Silvia Bogdanski – Fotolia.com, S. 138 © Maciej Mamro – Fotolia.com, S. 146 © Walter Luger – Fotolia.com, S. 153 © Brett Mulcahy – Fotolia.com, S. 159 © shutterstock

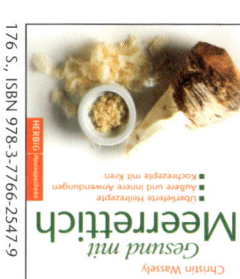

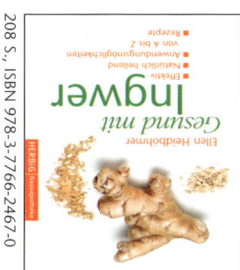

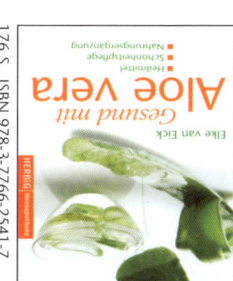

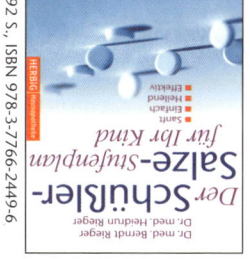

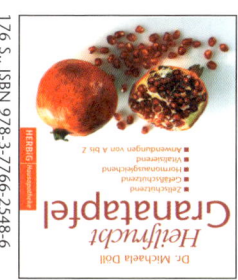

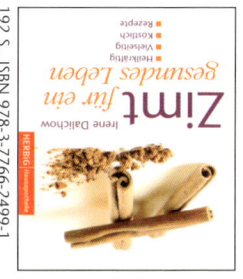

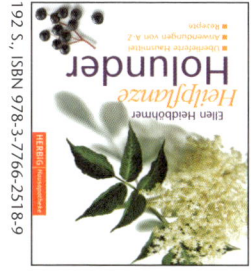

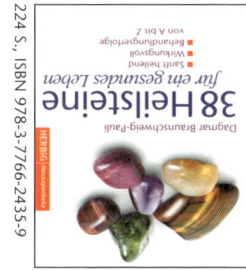

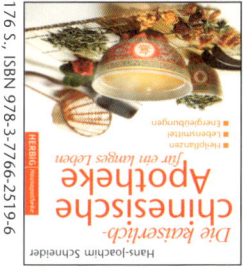

Christian Wassely
Gesund mit Meerrettich
■ Überprüfte Heilrezepte
■ Äußere und innere Anwendungen
■ Kochrezepte mit Kren
176 S., ISBN 978-3-7766-2547-9

Ellen Heidbohmer
Gesund mit Ingwer
■ Effektiv
■ Natürlich heilend
■ Anwendungsmöglichkeiten von A bis Z
■ Rezepte
208 S., ISBN 978-3-7766-2467-0

Elke van Eick
Gesund mit Aloe vera
■ Heilmittel
■ Schönheitspflege
■ Nahrungsergänzung
176 S., ISBN 978-3-7766-2541-7

Dr. med. Berndt Rieger
Dr. med. Heidrun Rieger
Der Schüßler-Salze-Stufenplan für Ihr Kind
■ Sanft
■ Einfach
■ Heilend
■ Effektiv
192 S., ISBN 978-3-7766-2449-6

Dr. Michaela Döll
Heilfrucht Granatapfel
■ Zellschützend
■ Gefäßschützend
■ Hormonausgleichend
■ Vitalisierend
■ Anwendungen von A bis Z
176 S., ISBN 978-3-7766-2548-6

Irene Dalichow
Zimt für ein gesundes Leben
■ Heilkräftig
■ Köstlich
■ Rezepte
192 S., ISBN 978-3-7766-2499-1

Ellen Heidbohmer
Heilpflanze Holunder
■ Überprüfte Hausmittel
■ Anwendungen von A-Z
■ Rezepte
192 S., ISBN 978-3-7766-2518-9

Dagmar Braunschweig-Pauli
38 Heilsteine für ein gesundes Leben
■ Sanft heilend
■ Wirkungsvoll
■ Behandlungserfolge von A bis Z
224 S., ISBN 978-3-7766-2435-9

Hans-Joachim Schneider
Die kaiserlich-chinesische Apotheke für ein langes Leben
■ Heilpflanzen
■ Lebensmittel
■ Energieübungen
176 S., ISBN 978-3-7766-2519-6

Kompetente Hilfe aus der sanften Medizin

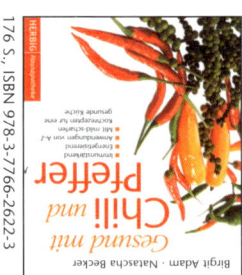
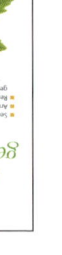
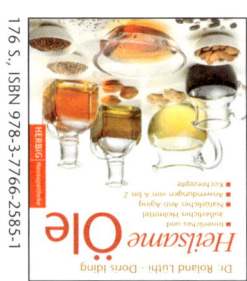
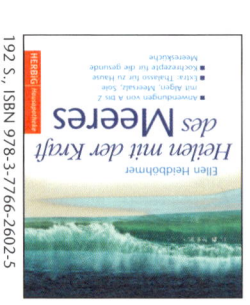
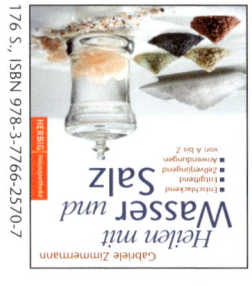
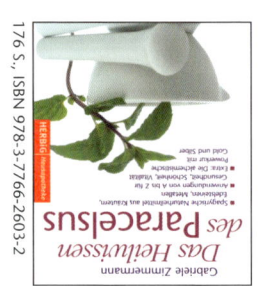
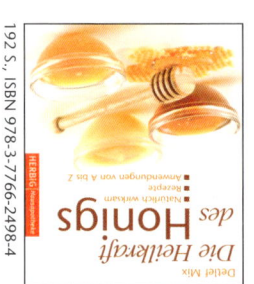